0~16岁宝贝接种疫苗

超实用手册

孙晓冬 董 晨◎主编

付 晨◎主审

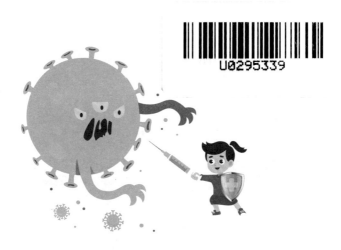

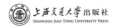
上海交通大学出版社
SHANGHAI JIAO TONG UNIVERSITY PRESS

内容提要

本书由上海市疾病预防控制中心组织专家编写，根据接种门诊十几年实际工作，对家长最关心、最常见的问题逐一梳理，从通俗易懂的角度，按时间线从备孕开始，到孩子成长的各个阶段，将国家规定必须接种的疫苗与自主选择的疫苗逐一进行介绍，并对相关问题做了详细解答。

本书可作为一般家庭必备实用资料。

图书在版编目（CIP）数据

宝贝接种疫苗超实用手册/孙晓冬，董晨主编. —
上海：上海交通大学出版社，2022.8
　ISBN 978-7-313-27058-0

　Ⅰ.①宝…　Ⅱ.①孙…　②董…　Ⅲ.①儿童-疫苗-
预防接种-手册　Ⅳ.①R186-62

中国版本图书馆CIP数据核字〔2022〕第120055号

宝贝接种疫苗超实用手册
BAOBEI JIEZHONG YIMIAO CHAOSHIYONG SHOUCE

主　　编：孙晓冬　董　晨
主　　审：付　晨

出版发行：上海交通大学出版社　　　　地　　址：上海市番禺路951号
邮政编码：200030　　　　　　　　　　电　　话：021-64071208
印　　制：上海新艺印刷有限公司　　　经　　销：全国新华书店
开　　本：880mm×1230mm　1/32　　　印　　张：6.5
字　　数：144千字　　　　　　　　　　插　　页：16
版　　次：2022年8月第1版　　　　　　印　　次：2022年8月第1次印刷
书　　号：ISBN 978-7-313-27058-0　　电子书号：978-7-89424-300-3
定　　价：68.00元

编 委 会

主 编
孙晓冬　董　晨

主 审
付　晨

执行主编
郭　翔　夏　雯　申　琦

编 委
（按姓氏笔画）

王昱翔　王琦璋　仇　静　冯　勇　朱丹红
朱雯晴　任　佳　杨佳露　李晓军　李　智
吴强松　邱　艺　沈妍琼　沈静雯　张莉萍
陆红梅　陆　燕　郭　颖　黄卓英

序

　　孩子是上天赐予父母最珍贵的礼物。父母既是孩子人生的第一导师,也是孩子健康的第一守护者。孩子出生后,由于免疫力不足或母亲给的免疫力消失,很容易受到传染病的侵袭。在过去没有疫苗的年代,孩子如果在新生儿期感染了乙肝病毒,有大约90%的概率会在20年后发展成为慢性乙型肝炎患者;如果感染了脊髓灰质炎病毒,会有1%～2%的概率留下终身残疾;如果患上流脑或乙脑,病死率高达10%～20%;如果不接种麻疹疫苗,几乎每个孩子都会患上麻疹……如何让孩子不得这些传染病或者少得这些传染病呢?接种疫苗就是给孩子健康的最好礼物。

　　父母应该了解传染病的危害,了解疫苗的作用。积极接种疫苗我们每个家长的责任,也是守护孩子健康的最有效、最便利的预防措施。从得知怀孕的惊喜到对孩子一生健康的期盼,每个父母在关心孩子的健康上都会有许多疑问,面对越来越多的疫苗接种也是如此。什么是疫苗?疫苗怎样发挥作用?孩子应该接种哪些疫苗?孩子需要如何接种?疫苗有效吗?疫苗安全吗?疫苗接种需要注意的问题有哪些?接种疫苗具有怎样的流程?家长需要配合做哪些事情……这个时候,你就需要有一本手册来解答这些问题。

　　由上海市疾病预防控制中心组织相关领域专家编写的这本《宝贝接种疫苗超实用手册》,根据接种门诊十几年实际工作,对家长最关心、最常见的问题逐一进行了梳理,从通俗易懂的角度,按照时间线从备孕开始,到孩子成长的各个阶段,将国家规定必须接种的疫苗与可自主选择的疫苗逐一进行介绍,并对相应问题做了详细解答。

手册开篇从七个问题入手,将疫苗相关的基础知识、国家疫苗接种的主要政策、接种疫苗的注意事项等融入其中。随后,将备孕期与孩子出生后成长阶段需了解熟悉的问题分为两个章节,这两个章节涵盖了儿童不同成长阶段上百个常见问题和疫苗相关知识。最后关注预防接种建档、预约、接种证、出国接种疫苗等相关问题,以及分别阐述一些特殊健康状态的儿童预防接种事项,旨在将宝宝疫苗相关问题"一书网尽"。随书附有的《上海市免疫规划疫苗接种程序及主要非免疫规划疫苗接种年龄建议》更是囊括了全年龄段人群可接种的全部疫苗。此外,新冠肺炎疫情让更多的人在防疫的同时了解了新冠病毒疫苗,也对接种新冠病毒疫苗产生了很多的疑问,本书附录对此也做了解答。

接种疫苗是"上医治未病"最好的实践,科学技术的发展也使疫苗研发应用有了更广阔的空间。但是,疫苗的研发和使用始终在发展中,我们对疫苗和疾病的认识也在不断地完善,问题的解答需要科学的证据,加之篇幅有限,本书尚无法穷尽介绍所有疫苗,后续根据新问题的需求和研究的进展,手册将不断更新、完善。

我们的共同目标是通过科学使用疫苗让孩子不得病、少得病!

王华庆

2022 年写于北京

王华庆:中国疾病预防控制中心免疫规划首席专家,主任医师、博士生导师。

目　录

备孕期间可以接种疫苗吗？备孕期间推荐接种哪些疫苗？
接种疫苗的年龄怎么计算？备孕、怀孕、哺乳期妈妈能不能
接种狂犬病疫苗？除了妈妈以外的家庭成员，可以接种哪些
疫苗？宝爸宝妈和宝宝接种疫苗去哪里？特需接种门诊和
社区接种门诊有什么区别？

接种卡介苗,后面怎么补? 接种卡介苗没有留疤,需不需要补种? 卡介苗接种后接种部位出现红肿、化脓,需要处理吗? 早产儿或者有特殊情况的宝宝可以接种卡介苗吗?

宝宝黄疸可以接种吗? 宝宝奶癣可以接种吗? 宝宝接种疫苗前、后能不能喂奶、喂食? 接种后不能马上离开,要留观30分钟,这是为什么? 接种疫苗后能洗澡吗? 该怎么护理宝宝?

肺炎球菌疫苗分为几种? 有什么差别? 打了肺炎疫苗,宝宝就能不得肺炎吗? 目前在用的两种13价肺炎球菌疫苗有什么区别? 在不同年龄开始接种13价肺炎疫苗的宝宝如何安排时间? 13价肺炎疫苗接种年龄越大,为什么剂次越少? 市面上有两种轮状病毒疫苗,如何选择? 接种轮状病毒疫苗能否预防轮状病毒胃肠炎或重症轮状病毒胃肠炎? 宝宝口服完轮状病毒疫苗后吐奶了,需要重新补种吗? 已经感染过轮状病毒还有必要接种吗?

上海已经很久没有脊髓灰质炎病例了,为什么我们还要继续接种脊灰疫苗? 脊灰疫苗有哪几种? 单病种疫苗和联合疫苗,到底该选哪一种? 五联疫苗属于进口疫苗,万一断货,后面几针怎么办? 流感嗜血杆菌和流感是什么关系? 不同月龄开始接种Hib疫苗的接种程序有没有差别?

腮风疫苗后出疹子了，怎么办？乙脑减毒活疫苗和乙脑灭活疫苗有什么区别？麻疹类疫苗、乙脑疫苗可以和其他疫苗一起接种吗？

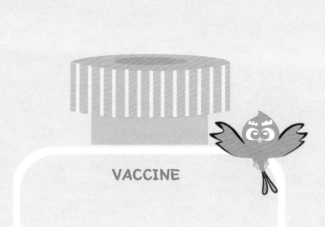

VACCINE

绪 论

一、为什么要接种疫苗?

人类与传染病的"战争"自古以来就没有停止过,没有疫苗保护的人类就像在传染病的世界里裸奔。

鼠疫,又被称为"黑死病",14世纪时曾在欧洲肆虐,导致2 000万～3 000万人死亡,改变了整个欧洲的历史进程。

1981年,美国发布5例艾滋病病人的病例报告,这是世界上第一次有关艾滋病的正式记载,此后,艾滋病迅速蔓延到各大洲。据联合国艾滋病联合规划署统计,2020年患病/感染人数已超过3 770万。

除此之外,还有水痘、脊髓灰质炎、麻疹、病毒性肝炎等很多你知道或不知道的传染病在威胁着我们的健康,即便是还没出生的宝宝,也可能受到它们的祸害。虽然现代社会的医疗水平与过去相比有了极大的提高,但人类依旧逃不开传染病的魔爪,旧的传染病还没被消灭,新的传染病又出现了。

疫苗的出现让人类有了对抗传染病的有力武器。早在16世纪,我国就已经发明了预防天花的人痘接种法,即使用人身上自然发出的天花的痘痂或痘浆,使被接种者感染一次天花,从而获得对抗疾病的免疫力。这比1796年英国人

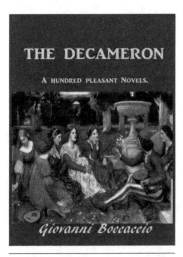

《十日谈》封面(很多世界名著都是以重大传染病疫情为背景)

琴纳发明的牛痘接种法，整整早了两百多年。

1976年全球推行天花疫苗接种，1980年世界卫生组织宣布消灭天花，天花成为人类至今唯一依靠自己的力量战胜的传染病。

人类在疫苗的探索道路上不断前进，疫苗的种类在不断增加，生产工艺在不断改进，现在可以通过疫苗预防的疾病超过30种，除了传染病外，乙肝病毒感染导致的肝癌、人乳头瘤病毒感染导致的宫颈癌也都可以通过接种疫苗来预防了。

如果没有疫苗的保护，在那么多传染病的围攻下，我们的世界将变得多不安全。

我国采用接种痘苗预防天花是世界上最早采用人工免疫的成功范例。据记载："宋仁宗时（1023—1063年），丞相王旦，生子俱苦于痘，后生子素，召集诸医，探问方药，时有四川人请见说峨眉山有神医能种痘，百不失一……不逾月，神医到京，见王素，摸其项曰：此子可种！即于次日种痘，至七日发热，后十二日，正痘已结痂矣，由是王旦喜极而厚谢焉。"（见清朝朱纯嘏著《痘疹定论·种痘论》）清初俞茂鲲著《痘科金镜赋集解》中已有人群预防接种的记录："种痘法起于明隆庆年间（1567～1572年），宁国府太平县，姓氏失考，得之异人丹徒之家，由此蔓延天下，至今种花者，宁国人居多。"1681年，清政府把人痘接种列入政府计划予以推广。同时，这一举措引起邻国的注意。1688年俄罗斯派留学生到中国学习种痘技术，之后人痘接种法很快传到欧洲、美洲多地。可以说,我国是预防接种理念形成、履行实践并取得成功的第一个国家,为近代预防接种的发展奠定了学术理论与实践经验的重要基础。18世纪法国启蒙思想家伏尔泰曾在《哲学通信》中写道:"我听说一百多年来,中国人一直就有这种习惯(指人痘接种术),这是被认为全世界最聪明最讲礼貌的一个民族的伟大先例和榜样。"

接种疫苗除了可以保护自己外,也可以保护他人。比如麻疹病毒,按照目前对它的基本再生数(R0,也称为基本传染数,指的是对于一种传染病来说,平均每个感染者能够感染易感人群的数量)与麻疹疫苗保护效力的认识,一旦人群中有95%以上的人因接种疫苗而产生免疫力,就可建立起免疫屏障,即使剩下的5%的人没有接种疫苗,也不会导致麻疹大规模地传播流行。

需要注意的是,疫情不会广泛传播,并不代表个体不会感染。下面的示意图中,① 代表没有建立免疫屏障的情况,一旦有1个人感染就可能传给很多人;② 代表已经建立了免疫屏障,如果接种过疫苗的人碰到病菌,他感染的概率就会大大降低,即使感染病菌,症状也会比较轻,病程相对更短,不容易传染给其他人;③ 代表已经建立了免疫屏障,但不幸的是如果没有接种过疫苗的人碰到病菌,那他依然可能会生病,而他周围已经接种过疫苗的人不容易被传染。病菌不长眼,不会专门挑已经打过疫苗的人,如果正好碰上没打疫苗的你,就算你周围99.99%的人为你建立了免疫屏障,你还是会中招。

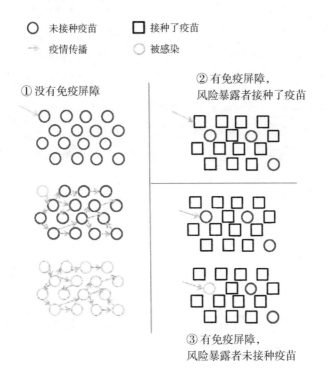

① 没有免疫屏障

② 有免疫屏障，风险暴露者接种了疫苗

③ 有免疫屏障，风险暴露者未接种疫苗

 哪些人群应该接种疫苗?

健康状况允许下，人人都应该接种疫苗。

很多人认为儿童才需要接种疫苗，但其实人的一生在不同阶段需要不同的疫苗来给予保护，比如被狗咬伤后需要接种狂犬病疫苗，发生外伤后需要接种破伤风疫苗，流感流行季到来前需要接种流感疫苗，老年人容易得肺炎和带状疱疹也需要接种对应的疫苗。此外，患有慢性疾病的人群、免疫功能低下的人群、孕妇以及需要外出工作或旅游的人群等，都有接种不同疫苗的必要。疫苗

可以为我们提供全生命周期的保护,帮助我们远离看不见的疾病
威胁。

三、　如何确保接种的疫苗是安全有效的?

《中华人民共和国疫苗管理法》(以下简称《疫苗管理法》)已
于2019年12月1日起正式施行。这一法规建立起了一个系统化、
全链条的疫苗管理系统,涵盖疫苗的研发、注册、生产、上市前评
估、分销、疫苗接种以及不良反应监测等各个方面。《疫苗管理法》
制定并执行更为严格的制度规范和要求,有助于进一步坚定群众
对疫苗的信心。

上海也十分重视疫苗管理,积极制定相关规范和措施,并运用
信息技术手段最大限度地保障疫苗安全。

实现上海模式的疫苗全程管理。目前已建立了完善的疫苗管
理和服务系统,优化了疫苗流通和供应链相关信息系统,并在上海
社区预防接种门诊实现100%疫苗可追溯。此外,冷链管理平台可
以实时监测疫苗环境温度,保证疫苗质量。

上海率先制定了省级预防接种工作规范,做好对接种门诊的
日常工作检查和随机抽查,从而确保各项管理制度得到有效落实。

四、　疫苗接种有没有风险?

接种疫苗的收益远远大于风险。

　　一种新疫苗的研发上市过程非常漫长,需要经过多轮实验室实验和临床试验,因此,疫苗只有在安全性和有效性得到充分考证后才能使用。即便是同一种疫苗,由于接种者有个体差异,不同的人对于疫苗组分有不同的反应,或者受其他因素影响,也可能会发生不同的不良反应。

　　最常见的不良反应包括接种部位发生红肿、疼痛以及接种者发生发热、乏力等,个别人可能出现过敏性皮疹,大部分情况下都是一过性的,不会留下任何后遗症。

　　我国从2004年起建立了完善的不良反应监测体系。监测结果显示,不良反应报告发生率低于万分之五。因此,接种疫苗的安全性是非常高的。受种者在疫苗接种过程中,如果正好处在某种疾病的潜伏期或者发病的前期,在疫苗接种后巧合发病,我们称之为偶合症(偶合反应),比如接种后出现感冒、血压升高等。

　　大家接种疫苗后如果出现了不适症状,不要总把锅扣在可怜的"苗苗"身上,而是应该及时去医院就医。

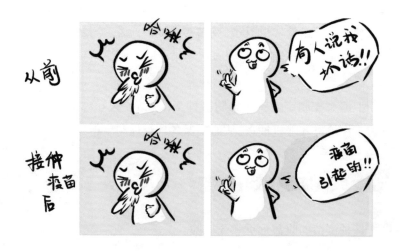

五、 免疫规划疫苗是怎么确定的?

免疫规划是政府对不同年(月)龄人群接种何种疫苗的统一规定。免疫程序的制定受多方面因素的影响,其中主要是考虑疫苗所针对的疾病负担、疫苗的免疫学效果和疫苗接种的具体实施三方面的因素。

疾病负担是患病后对个人及所在群体的影响,包括直接的经济负担,如看病就医的花费,也包括间接的经济负担,如患病儿童家长的陪护导致的误工损失等。疾病负担越重,说明这个疾病对社会公众的影响越大,越需要予以重视。

免疫学效果评价就是从多个维度来评价疫苗的质量,如接种后抗体阳转率高不高、接种后保护性抗体的持续时间有多久等,这些都是要考虑的因素,简单来说就是评价疫苗到底好不好。

疫苗接种的具体实施则很宽泛,比如政府是否能承担购买疫苗向公众提供免费接种服务的经费支出,受种者的接种意愿,还有疫苗接种的组织是否可行等。

将一种疫苗纳入免疫规划,通常要进行全方位的考量,在充分权衡利弊后才会得出最好、最优的方案,因此爸爸妈妈可以放心给宝宝接种。

六、 接种疫苗,有哪些注意事项?

接种前应充分了解此次接种疫苗的信息。

可以通过查阅各级各类卫生部门的官方网站或微信公众号,或者根据预防接种门诊公示或提供的知情告知书获得相关信息。

以下是一些经常被问及的是否能接种的情况，关于疫苗的接种禁忌我们会在每种疫苗介绍里详细阐述。

【有以下情况者不能接种疫苗或某些种类疫苗】

1. 免疫异常者，包括免疫缺陷病、恶性疾病（如恶性肿瘤、白血病、淋巴瘤等）等患者，以及应用皮质类固醇、烷化剂、抗代谢药物或接受放射治疗而免疫功能受到抑制者，根据具体的病情，不能接种部分疫苗，尤其是活疫苗。

2. 孕妇特别是妊娠早期，不建议接种部分疫苗，尤其是活疫苗。

3. 有进行性神经系统疾病的患者，如未控制的癫痫、痉挛和进行性脑病等，不应接种含有乙脑、流脑、百日咳等抗原的疫苗。

4. 对于需要连续接种的疫苗，如果前1次接种后出现严重反应（如超敏反应、虚脱或休克、脑炎/脑病或出现惊厥），应停止后续针次的接种。

5. 对疫苗中任何成分过敏，或者接种某种疫苗后曾发生严重过敏反应者。

【有以下情况者需暂缓接种疫苗】

1. 对最近3个月内曾使用免疫球蛋白或其他被动免疫制剂者，应推迟活疫苗的接种。

2. 对发热者（特别是高热者）、急性疾病患者、严重营养不良者，应暂缓接种疫苗。

3. 对有活动性肺结核、心脏代偿功能不全、急慢性肾脏疾病、糖尿病、高血压、肝硬化、血液系统疾患、重症慢性疾病、活动性风湿病、严重化脓性皮肤病等病人，在急性发病期内应暂缓接种疫苗。

【以下情况不应作为接种疫苗的禁忌证，可以按程序接种】

1. 慢性病患者通常在慢性病得到有效控制的情况下可以正

常接种疫苗,除非出现发热等症状,或已有疾病控制不良,需暂缓接种。

2. 女性的月经期不是疫苗接种的禁忌证。

3. 超敏反应、哮喘或其他特应性表现处于非发作期。

4. 家族内成员有惊厥史。

5. 使用抗生素对接种疫苗的免疫反应没有影响,使用抗生素也通常不影响活疫苗的免疫应答;低剂量皮质类固醇或局部作用的(如外用或吸入)类固醇治疗。

6. 皮肤病、湿疹或局部皮肤感染。

7. 慢性心、肺、肾或肝脏传染病。

8. 稳定的神经系统传染病(如大脑瘫痪)。

9. 轻度营养不良。

10. 非疫苗相关过敏,比如非特异性过敏、青霉素过敏、花粉过敏,或者有过敏症的亲属等。

11. 家庭成员中对接种某一疫苗出现不良反应,不影响其他人的接种。

另外,接种前不要空腹,受种者要如实向预检医生告知自身的健康状态。在必要时可提供近期就诊病历等材料,具体是否适合接种由现场医生判断。接种后注意适当的休息与规律的生活,不要进行剧烈运动和重度体力劳动,也尽量不要饮酒。

七、 疫苗接种后是否需要检测抗体?

任何疫苗都无法保证接种后100%产生抗体,但这并不代表疫苗的效果不靠谱。

根据疫苗本身以及疫苗所预防疾病的特点，评价不同疫苗是否"足够优秀"的标准不尽相同。就抗体阳转率[①]来说，一般疫苗能达到95%以上。而且抗体阳转率仅仅是疫苗效果的观察指标之一，其他观察指标还包括抗体持久性、疫苗对所预防疾病的保护效力。药监部门会对企业提交的临床试验数据进行审核，以确保上市的疫苗具有足够良好的安全性和效果。

由于疫苗在上市前已经接受了一定的"考验"，上市后也都需要通过"批签发"来验证其安全性和效果，因此，目前国际上一般不推荐在接种后进行常规抗体检测。

部分医疗机构可提供以下抗体检测服务：

乙肝表面抗体的检测，即抗-HBs抗体，它是"乙肝两对半"检测中的其中一项；

针对备孕的女性开展风疹IgG抗体的检测。

但对于绝大多数的疫苗可预防疾病来说，目前并没有机构可以提供权威的抗体检测服务。而且，由于检测结果受个体免疫功能、检测试剂、检测方法及抗体衰减等多种因素的影响，大部分情况下，一些检测机构出具的所谓抗体检测结果未必具有参考价值。

注 释

① 阳转率指接种疫苗后，体内从无抗体到有抗体的对象所占的比例。

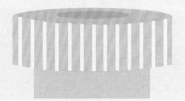

VACCINE

第1章

备孕时，
你就应该知道的这些事

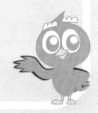

一、为了迎接宝宝,我们要接种……

▶ 1. 备孕期间可以接种疫苗吗?

可以。但若在备孕期接种了减毒活疫苗,建议在3个月内避免怀孕。

备孕时,我们想到最多的就是补充叶酸,补充叶酸有助于减少胎儿患神经管发育不良的风险。但实际上,除了补充叶酸外,还推荐接种几类疫苗。

在备孕时,如果妈妈身体中有抵抗相应疾病的疫苗抗体,不仅可以避免妈妈患病,还可能避免将疾病传染给小宝贝,甚至可以通过胎盘将妈妈身体产生的疫苗抗体传递给胎儿,使小宝贝在出生后数月内都具有相应的疾病抵抗力,而且这种保护性抗体直至小宝贝半岁左右后才会逐渐下降。

需要注意的是,如果是已经怀孕的妈妈,只推荐接种部分灭活疫苗。因为灭活疫苗使用的是死的病原体,不具有毒力,不会在人体内存活、增殖,但它保持了活病原体的免疫原性,接种后依然能刺激机体的免疫系统,使我们的免疫系统将来在碰到真的病原体后能马上识别并消灭它们。

我们每个人的身体像一座城市,免疫系统则像维持治安的警察。一旦病毒、细菌这些坏蛋进入人体,警察就被调动集结起来,他们分工合作一起消灭坏蛋。其中有一部分警察自己不直接面对坏蛋，他们叫做 B 细胞，通过活化增殖分化成浆细胞，再由浆细胞合成并分泌抗体来杀死病原体，这一过程称为体液免疫。还有一部分警察他们不但直接参与战斗，而且记忆力超群，见过一次坏蛋的样子，下一次再见时可以马上认出来，他们被叫作 CD8+T 淋巴细胞，活化的 T 细胞可通过释放细胞因子产生抗感染效应，也可直接识别、杀伤受感染的细胞。

由于减毒活疫苗都是从野生株或致病的病毒或细菌中衍生而来的，它的毒力虽然和原来的病原体相比降低了很多，但从本质上来说它还是活的，能在机体内存活并增殖。目前虽未发现其对孕妇和胎儿有影响的证据，但出于谨慎起见，暂不建议备孕女性接种减毒活疫苗。若在备孕期接种了减毒活疫苗，建议在 3 个月内避免怀孕。

▶ **2. 备孕期间推荐接种哪些疫苗?**

根据自身情况可选择接种以下 3 种疫苗:

1）含麻疹、风疹抗原成分的疫苗

麻疹传染性极强，人群普遍易感。孕妇感染麻疹后也有一定可能对胎儿造成不良影响。

风疹有较强的传染性，没有免疫力的儿童和成人均易感染。得了风疹一般表现为低热、不适和轻度结膜炎。大部分情况下，普通人感染风疹之后不需进行特殊治疗就能自行康复,但孕妇感染后则较为危险,不论是显性还是隐性感染,均可使胎儿受感染,可能引起新生儿的先天性风疹综合征(congenital rubella syndrome, CRS)。尤其如果恰好在孕前或孕后8～10周这段时间内感染,那么风疹病毒引起胎儿畸形,导致孕妇流产或死产的风险就会高达90%。患有CRS的婴儿通常会表现为不止一种症状,其中以听力损伤最为常见。

预防麻疹和风疹,最有效的手段就是接种含麻疹、风疹成分的疫苗,目前有两种疫苗可供选择,麻疹—风疹联合减毒活疫苗(麻风疫苗)和麻疹—风疹—流行性腮腺炎联合疫苗(麻腮风疫苗),接种1剂后有95%以上的人可以获得长效保护。

麻腮风疫苗

工艺:用麻疹病毒减毒株和腮腺炎病毒减毒株分别接种原代鸡胚细胞,用风疹病毒减毒株接种人二倍体细胞,经培养分别收获3种病毒液,按比例混合配制,加入稳定剂冻干后制成。

免疫程序:无麻疹成分疫苗免疫史或风疹患病史的易感人群建议间隔至少1个月接种两剂麻腮风疫苗。

疫苗组分:主要成分为减毒的麻疹活病毒抗原、减毒的腮腺炎活病毒抗原和减毒的风疹活病毒抗原。

接种禁忌:① 患严重疾病、急性或慢性感染者;② 发热者;③ 妊娠期妇女;④ 免疫功能低下和正在接受免疫抑制治疗者。

不过需要注意的是,由于含麻疹、风疹成分的疫苗是减毒活疫苗,为了尽可能避免疫苗对胎儿产生任何不良影响(虽然目前国内外均未有相关报道),建议有生育计划的女性尽早接种,接种后3个月内避免怀孕。已经怀孕的准妈妈,不建议接种。

更多关于风疹和含风疹成分的疫苗的小知识,请扫码接收。

《风疹病毒可严重伤害胎儿,怀孕前后做好这5件事》

2)乙肝疫苗

我国每年约有30万人因患乙肝相关肝病而死亡,其中50%死于肝细胞癌。乙肝病毒主要是经血液、性行为和母婴途径传播,慢性肝炎(通过家庭内密切接触导致)的传播也不容忽视。一旦孕妇感染了乙肝病毒,病毒可能传染给胎儿,造成胎儿终身携带乙肝病毒,今后可能发展为肝炎、肝癌,甚至导致死亡。

所以,备孕妇女如存在感染乙肝病毒的风险,且"乙肝两对半"指标均为阴性,建议接种乙肝疫苗。暂不推荐孕妇接种,如果接种后发现怀孕,不建议终止妊娠。

更多关于乙肝和乙肝疫苗的小知识,请扫码接收。

《世界肝炎日专家访谈|许洁谈乙肝孕妇如何生下健康宝宝?》

乙肝疫苗（成人）

工艺：目前使用的乙肝疫苗采用的是基因工程技术,它只有乙肝病毒表面抗原的表达蛋白,不含乙肝病毒的病毒颗粒,无论既往是否感染过乙肝病毒,接种乙肝疫苗都是安全的。

免疫程序：成人共接种3剂,接种第一剂乙肝疫苗后,在1个月和6个月后分别接种第二、第三剂。

疫苗组分：有效成分为乙肝病毒表面抗原。

接种禁忌：① 已知对疫苗中的任何成分过敏；② 患急性或慢性严重疾病者；③ 发热者。

3）流感疫苗

流感在全球范围内广泛传播,人群对其普遍易感。我国每年有8.8万人因流感相关呼吸系统疾病而死亡,孕妇、幼童、老人以及患慢性病人群一旦感染,疾病的严重程度和死亡的风险比普通人群更高。

准备怀孕或已经怀孕的准妈妈均建议接种流感疫苗。由于目前还没有针对6月龄以下婴儿的流感疫苗,新生儿可通过妈妈传递来的抗体得到保护。通常接种流感疫苗2～4周后,可产生具有保护水平的抗体,6～8个月后抗体滴度开始衰减。因此每年9～10月是接种疫苗的最佳时机,能够有效应对即将来临的冬春季流感高峰。如因各种原因未能尽早接种,在有疫苗供应的情况下,整个流感流行季内都可以接种。

中国疾病预防控制中心发布的《中国流感疫苗预防接种技术指南（2020～2021）》中把孕妇作为优先接种流感疫苗的对象之一。然而，目前在用的流感疫苗产品均无国内在孕妇中使用的临床数据，还有部分厂家将孕妇列为禁忌证对象。建议孕妇根据接种门诊供应的具体疫苗产品说明书中的规定，并结合自身情况，和接种门诊医生权衡利弊后决定是否接种。

流感疫苗（成人）

工艺：目前使用的流感疫苗属于灭活疫苗，有两种可供选择，均为自费疫苗。三价流感疫苗，包含3种流感病毒株的组分，即甲型H3N2、甲型H1N1和乙型Victoria系毒株。四价流感疫苗，也就是在三价流感疫苗的基础上增加了一种乙型Yamagata系流感病毒株的组分，预防的范围更广了。

免疫程序：无论选择哪种流感疫苗，成人仅需接种1剂。需要注意的是，由于流感病毒变异速度非常快；另外，考虑到流感疫苗的保护作用只可维持6～8个月，因此，建议每年接种流感疫苗。

疫苗组分：当年使用的各型流感病毒株血凝素。

接种禁忌：①对疫苗成分过敏者；②患有未控制的癫痫和其他进行性神经系统疾病者，有格林—巴利综合征病史者禁忌接种；③发热或急性感染期病人应暂缓接种。

虽然哺乳期妇女并非接种流感疫苗的禁忌对象,但部分厂家的流感疫苗产品并无在哺乳期女性中使用的临床数据,同样建议哺乳期妇女与接种门诊医生权衡利弊后决定是否接种。

更多关于流感和流感疫苗的小知识,请扫码接收。

《升级版的流感疫苗,已经开始接种啦》

▶ 3. 接种疫苗的年龄怎么计算?

疫苗有适用人群的年龄限制,特别是给宝宝接种的疫苗,接种年龄往往精确到"月龄"。在实际的操作中,接种医生会查验宝宝的出生年龄,当满足疫苗要求的年龄时,才可以接种。我们常说的"几月龄""几岁",是指宝宝从出生到接种疫苗的足月、岁。例如,2022年1月1日出生的宝宝,到2022年4月1日满了"3个月",那么从2022年的4月1日~30日,都可以称为"3月龄"。同理,2022年1月1日出生的宝宝,到2028年1月1日过6岁生日,那么从2028年1月1日开始到当年12月31日结束,都是疫苗接种中所认为的"6岁"。

需要提醒的是:疫苗接种不能提前,但是可以稍微延后。还是以"3月龄"为例,如果2022年1月1日出生的宝宝没能在当年4月1日接种相关疫苗,不必担心,推后几天也没有问题。但是不能在3月31日前接种哦。不过,仍然建议在条件允许的情况下尽快给宝宝接种，以尽早产生保护，尤其是第一次接种的疫苗。

▶ 4. 备孕、怀孕、哺乳期妈妈能不能接种狂犬病疫苗？

能，而且一旦被可疑动物致伤一定要尽早接种。

狂犬病是由狂犬病毒引起的一种急性传染病，人畜共患，人类多因被得病的犬、猫等动物抓伤或咬伤而感染。因狂犬病患者常有害怕喝水的突出临床表现，故又名恐水症，此外还有怕风、恐惧不安、流涎、咽肌痉挛、进行性瘫痪等表现，可危及生命。狂犬病的传染源主要是病犬，90%以上的人狂犬病是由病犬咬伤引起的。人主要是因被患病动物直接咬伤、抓伤后病毒经皮肤破损处侵入体内而感染。人被狂犬咬伤后并不一定发病，但一旦发病，病死率几近100%，而及时做伤口处理和疫苗接种后，发病率可降至0.15%。

关于狂犬病和狂犬病疫苗的更多内容，第2章中会有详细叙述。上海各犬伤处置门诊目录可扫描二维码进行查看。

《上海市犬伤处置门诊目录》

看到这里，是不是基本了解了准妈妈在不同时期可以接种哪些疫苗来保护自己和未来的小宝贝了。接下来让我们看看家里其他成员推荐接种哪些疫苗。

　　对于准妈妈来说，狂犬病疫苗不需要提前接种，但如果在孕期被猫、狗等可疑动物致伤，应尽早前往犬伤处置门诊处置伤口，接种狂犬病疫苗并根据医嘱接种抗狂犬病免疫球蛋白。目前没有证据表明狂犬病疫苗对孕妇和胎儿有不良影响，可放心接种。

▶ 5. 除了妈妈以外的家庭成员，可以接种哪些疫苗？

　　为了避免将疾病传染给孕妇或即将出生的宝宝，建议共同生活的其他人员接种疫苗，包括含麻疹、风疹抗原成分的疫苗，流感疫苗，肺炎球菌疫苗等。

　　前三种前面已经介绍，这里再介绍一下肺炎链球菌和肺炎球菌疫苗的相关知识。

　　50%以上的肺炎是由肺炎链球菌引起的，每年造成约160万儿童死亡。肺炎链球菌只对人类致病，可定植在人类无症状带菌者的鼻咽部，约30%的健康成人和60%的健康儿童的鼻咽部可携带肺炎链球菌，单一血清型可在鼻咽部长期存在。无症状儿童和成人携带者是主要传染源，肺炎链球菌通过呼吸道飞沫在人与人之间传播或由定植菌导致自体感染。人群对肺炎链球菌易感性较低，当机体呼吸道防御功能受损、抵抗力下降时，可导致发病。老年人、慢性疾病（如心脏病和肺病）患者、脾缺失或脾功能减退者（包括患镰状细胞贫血及其他严重的血红蛋白病）、酒精中毒者，以及帕金森病、肾病综合征、糖尿病、肝硬化等患者感染肺炎球菌的概率更高。

两岁以上的易感人群，特别是患慢性病、体弱、免疫功能低下的人群以及老年人可接种23价肺炎疫苗，如果是上海户籍且年满60岁的老年人可以免费接种1剂。

23价肺炎疫苗

工艺：23价肺炎疫苗是多糖疫苗，覆盖了23种血清型，包括1、2、3、4、5、6B、7F、8、9N、9V、10A、11A、12F、14、15B、17F、18C、19A、19F、20、22F和33F荚膜多糖，能预防85%～90%的导致侵袭性肺炎链球菌肺炎的致病菌。

免疫程序：仅需接种1剂。

疫苗组分：有效成分为23种血清型肺炎球菌荚膜多糖。

接种禁忌：① 对疫苗中某种成分过敏者；② 发热，各种急性疾病、慢性病急性发作期，推迟接种。

老年人免费接种肺炎疫苗的具体信息可通过扫描二维码了解。

《免费接种肺炎疫苗，造福上海118万老人》

孕妇、备孕女性及家庭成员推荐接种疫苗:

疫苗名称	孕 妇	备孕女性	同住家庭成员
麻腮风疫苗		建议接种,但应在接种疫苗3个月后再怀孕	建议8月龄以上接种
乙肝疫苗	不能接种	建议有感染乙肝病毒风险,且"乙肝两对半"指标均为阴性者接种	
23价肺炎疫苗		两岁以上患慢性病、体弱、免疫功能低下等的高风险人群,特别推荐老年人接种	
流感疫苗	权衡利弊后接种	建议6月龄以上每年接种	

(注:具体接种与否请结合既往免疫史及产品说明书综合判断)

▶ 6. 宝爸宝妈和宝宝接种疫苗去哪里?

上海成人和儿童接种点信息基本一致,但接种门诊服务时间通常会错开。

上海各区详细的接种点目录可通过扫描二维码进行查看。

《上海最新最全的正规接种点信息全在这里了!》

非上海籍的宝宝可以在上海打疫苗吗?

无论什么户籍,只要住在上海,都可以在上海打疫苗。

非上海籍的宝宝也可以在上海预约接种疫苗。具体预约流程请咨询居住地所在社区卫生服务中心。

如果是临时到上海来,或者短期去外地,那么建议还是尽量返回常住地进行接种。

上海人户分离的宝宝去哪里接种疫苗?

居住地或户籍地都可以接种。

根据国家法律法规,疫苗接种实行居住地管理。上海人户分离的儿童,既可在现居住地接种,也可选择户籍所在地进行疫苗接种。建议尽量固定接种地点。

▶ **7. 特需接种门诊和社区接种门诊有什么区别?**

接种点目录中有些标为特需接种门诊,有些则会标为社区接种门诊,这两者实际上没有本质的差别。两者的疫苗的来源是一样的,同种疫苗价格也一致,但特需接种门诊要兼顾受种者的服务需求(如一对一、接种环境、特定医疗保险报销等),会额外收取挂号费、接种费、诊疗费等。

根据我国的《疫苗管理法》,我国境内的居民都应按照中国的疫苗接种程序,如无接种禁忌应按程序接种相应的疫苗。除前述的特需接种门诊外,上海的社区接种门诊同样可以为辖区内常住的外籍人士提供疫苗接种服务,但需提前将已有的预防接种记录翻译成中文,并带好原件,以便门诊医生判别及安排后续的疫苗接种。

 为了迎接宝宝,我们要知道……

▶ **1. 宝宝必须接种的疫苗有哪些?**

一般来说,免疫规划疫苗必须接种。

免疫规划疫苗是政府免费向公民提供,公民如无接种禁忌证应按规定去接种的疫苗,日后小朋友的入托、入学甚至出国都需要查验这些疫苗的接种情况,其中包括:

(1)国家免疫规划确定的疫苗,比如乙肝疫苗、百白破疫苗(含有百日咳、白喉、破伤风抗原成分的联合疫苗)、甲肝疫苗等。

(2)省、自治区、直辖市人民政府增加的疫苗,比如上海从2018年起对2014年8月1日及以后出生的宝宝免费接种水痘疫苗。

(3)县级以上人民政府或者其卫生主管部门组织的应急接种或者群体性预防接种所使用的疫苗,比如上海在托幼机构和各级各类学校内发现水痘疫情时,会对密切接触者开展水痘疫苗应急接种。

上海给6岁以内宝宝提供的免疫规划疫苗有:乙肝疫苗、卡介苗、脊髓灰质炎疫苗、百白破疫苗、白破疫苗(含有白喉、破伤风抗原成分的联合疫苗)、麻腮风疫苗、甲肝疫苗、流脑疫苗、乙脑疫苗、水痘疫苗。

▶ 2. 还有哪些疫苗也推荐宝宝接种？

上面说到免疫规划疫苗是必须接种的疫苗，相对应还有一类疫苗称为非免疫规划疫苗，以前称为第二类疫苗，是指公民自愿受种的免疫规划疫苗以外的其他疫苗。

上海非免疫规划疫苗有很多，一种是对免疫规划疫苗的替代，如自费的乙肝疫苗、含脊髓灰质炎和（或）百白破等成分的联合疫苗、乙肝灭活疫苗、A+C群流脑多糖疫苗、四价流脑多糖疫苗（ACYWB5群流脑多糖疫苗）等，如果选择这类疫苗，则相应的免疫规划疫苗无需重复接种；另一种是对免疫规划疫苗的补充，无对应免疫规划疫苗的自费疫苗，如流感疫苗、b型流感嗜血杆菌疫苗、轮状病毒疫苗、肺炎球菌多糖结合疫苗等。由于各地疫苗可预防疾病的需求及免疫政策不同，可供选择的非免疫规划疫苗品规会有所不同。

免疫规划疫苗与非免疫规划疫苗只是管理上的划分，从防病角度上看，只要是易感人群，都有必要接种。建议家长在客观条件许可的情况下，也应为宝宝接种非免疫规划疫苗。

▶ 3. 接种那么多种疫苗，宝宝的身体会不会吃不消？

这是家长们常会有的疑虑，宝宝看上去是那么娇小柔弱，却要挨这么多针，而且越小的宝宝打的针越多，这么多种疫苗进入宝宝体内会不会对他/她造成伤害？放心吧，宝宝没有那么娇弱。

免疫程序的制定主要基于宝宝免疫系统的发育情况、宝宝暴露于相关疾病的风险以及母传抗体（来自母亲体内的抗体）的消失情况等。在综合评估上述多个因素后,现行的疫苗接种程序可以让宝宝在最适当的年龄获得来自疫苗的最佳保护。

一方面,疫苗没有想象中这么可怕,本质上它是经过人类改造,保留病原体的部分特征但不会造成同样疾病的物质;另一方面,宝宝的免疫系统也没有想象中的那么脆弱,疫苗的这点刺激不会对它造成伤害,反而会激发它的潜力来对抗疾病。

接种过疫苗后的人体免疫系统在下一次遇到同一种病原体时能马上识别,并启动防御机制。就像消防演练一样,练习了几次就能更好地应对火灾了!

▶ 4. 为什么有的疫苗打一次,有的需要打好几次?

不同的疫苗接种剂次不同,这主要是由疫苗接种后的效果决定的,评价疫苗接种的效果要综合考量抗体水平、抗体持久性、免疫记忆、预防疾病的效果等因素。疫苗接种的效果与疫苗本身诱导机体产生免疫反应的能力密切相关,我们通常称之为"免疫原性",免疫原性越好,需要接种的剂次就越少。

疫苗接种的效果也与接种剂次有直接的相关性,一般而言,接种剂次越多,则疫苗效果越好,因为每次接种对免疫系统都有刺激作用,但是达到一定的剂次之后就不会再提升免疫效果。

减毒活疫苗在人体内作用的时间较长,作用机制类似细菌或病毒的感染,所以减毒活疫苗免疫原性较好,一般比灭活疫苗接种的剂次要少。目前在上海可接种的减毒活疫苗包括卡介苗、乙脑疫苗、麻腮风疫苗等。

灭活疫苗一般都需要多次接种,才能达到保护效果和提升抗体的持久性,比如乙肝、甲肝、狂犬病等疫苗。

此外,婴幼儿随着年龄增长,其免疫系统才能逐渐完善,对疫苗刺激产生的免疫效果才能更好,所以有些疫苗(如Hib疫苗、肺炎疫苗等)在1岁以内需要接种的剂次更多。不过这并不意味着提倡延迟接种。许多疾病具有专袭婴幼儿的特点,发病年龄低,而延迟接种期间宝宝没有足够的免疫力,反而会增加患病风险。因此,预防接种应尽量按照免疫程序及时进行,以便在疾病高发年龄前获得疫苗的保护。

▶ 5. 少接种疫苗不行,那么同种疫苗多接种几次是不是效果更好?

并没有。

各种疫苗的接种次数和剂量,都是通过大量的观察和检测婴幼儿体内抗体水平等长期科学实验才确定的,不能随意更改,既不要漏接种、少接种,在没有特别规定时也完全没必要重接种、多接种,否则不仅起不到预期效果,反而还会增加接种后不良反应发生的可能。

超过疫苗说明书规定的接种剂次,即过多地接种某种疫苗并不会持续增加体内的抗体水平。就好像为了多获得些营养而拼命多吃,表面上看来吃进去的食物多了,获得的营养会增加好几倍。但事实上,可能非但吸收不了,反而会引起消化不良。

在疫苗上市前会进行一系列临床试验,其中一项重要内容就是选择最优的免疫程序,具体包括接种的次数、间隔时间、接种剂量等数据。所以上市使用的疫苗在疫苗说明书中推荐的都是经过临床试验评判后选出的最优程序,在产生有效抗体量、持续时间与使用接种抗原量上已是最好的权衡结果。因此,根据疫苗说明书推荐程序接种相应剂次的疫苗,受种者可以获得最好的接种效果。

▶ 6. 为什么疫苗要打在胳膊上? 打在其他部位可以吗?

　　疫苗的注射部位通常是上臂外侧三角肌处和大腿前外侧中部。

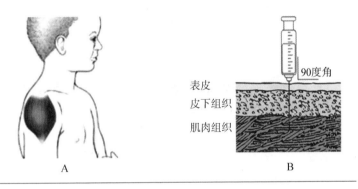

肌内注射部位——婴儿

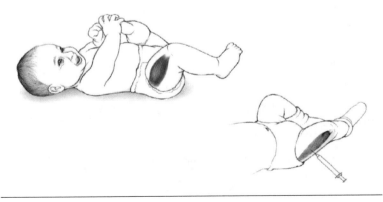

大腿前外侧(较大的外侧肌群)

当多种疫苗同时注射时,可在左右上臂、左右大腿分别接种。

接种疫苗的本质是模拟感染过程,抗原进入人体后,会被抗原呈递细胞摄取并加工,然后呈递给免疫细胞,再进一步发生免疫反应,从而保护我们人体免受病原体的侵害。相较于臀部等其他部位,上臂和大腿的肌肉组织更发达,脂肪更少,疫苗中的抗原能更快地呈递给免疫细胞,也就是起效更快。此外,上臂和大腿的神经相对较少,注射时伤及神经的风险更低。还有很重要的一点,考虑到受种者的隐私,在上臂接种更便于操作。因此,对于大部分给成人接种的疫苗,都是在上臂进行注射的。

▶ 7. 有些疫苗需要多次接种,先后接种不同疫苗厂家或者批次会有问题吗?

没问题。

当同一种疫苗需要接种多剂次时,应尽可能使用同一厂家的疫苗。如果因为疫苗断货等,无法使用同一厂家疫苗完成全程接种时,除非疫苗说明书有特殊规定外,可使用不同厂家的同品种疫苗完成后续接种。

为了确保疫苗的安全、有效,国家药品监管部门施行了《生物制品批签发管理办法》,对疫苗实施批签发,要求企业在疫苗出厂上市前必须通过国家的强制性审核和检验,以保证各批次的疫苗质量一致性。

因此,完全不需要强求同一批次,只要疫苗检验合格并且在有效期之内,受种者完全可以放心接种,接种不同批次的疫苗在免疫效果上不会有什么明显差异。

▶ **8. 疫苗接种后的常见不良反应有哪些?**

接种疫苗后常见的不良反应是接种部位的红肿、硬结、疼痛等,也有发热、乏力、恶心、头疼、肌肉酸痛等,一般无须做特殊处理,可以自行恢复。

当然,并不是所有接种疫苗后发生的反应都和疫苗有关。疫苗接种后出现的一些情况也可能是巧合,即前文所说的偶合症。偶合症的发生与疫苗本身无因果关联。

判定不良反应和疫苗接种的因果关联是一个科学的过程,需要结合患者的病史、疫苗接种等情况做出判断。无论是否由疫苗引起,接种后如果发生了严重的不适症状,还是应该及时就医,对症处理。

三、　疫苗怎么选?

▶ **1. "活"疫苗和"死"疫苗有什么区别?**

两种疫苗各有优劣。

"活"疫苗指的是"减毒活疫苗",是将致病的细菌、病毒在实验室里反复传代,使它致病的能力降低,却可以使人体的免疫系统认识它,从而产生良好的免疫反应。"死"疫苗指的是"灭活疫苗""多糖疫苗""亚单位疫苗""裂解疫苗"等。"死"疫苗包括许多工艺,以灭活疫苗为例,它是通过加热或加化学剂将细菌或病毒灭活、纯化后制成的疫苗。因此,"死"疫苗中并没有活的细菌、病毒,也不可能对人造成感染。

	"活"疫苗	"死"疫苗
代表	卡介苗、脊髓灰质炎减毒活疫苗（OPV）、麻疹疫苗、麻风疫苗、麻腮风疫苗、水痘疫苗、轮状病毒疫苗等	脊髓灰质炎灭活疫苗（IPV）、狂犬病疫苗、乙肝疫苗、百日咳白喉破伤风疫苗、流脑疫苗、新冠疫苗等
优点	✓ 接种较少剂次就可产生良好的免疫反应 ✓ 除注射途径外，还可通过口服、喷雾等自然感染的途径免疫 ✓ 免疫效果持久牢固	✓ 较稳定，不受种者体内循环抗体（如血液制品、母传抗体等）的影响 ✓ 安全性更好，不会对受种者造成感染
缺点	✓ 受种者体内循环抗体及其他干扰病原微生物繁殖的因素可引起疫苗免疫效果减弱或失效 ✓ 免疫缺陷患者或正在接受免疫抑制治疗的患者可能会有严重反应	✓ 需要多次接种和加强免疫才能获得较好的免疫效果 ✓ 一般只能通过注射方式接种

通过上表可以看出，"活"疫苗和"死"疫苗各有优劣。对于健康的宝宝来说，两种疫苗的安全性都很好，极少发生严重的不良反应。如果遇到如甲肝疫苗、乙脑疫苗等同时存在减毒活疫苗和灭活疫苗可供选择的情况，可以从接种剂次数和价格方面来考虑。

　　减毒活疫苗引起的免疫反应实际上与自然感染产生的免疫反应相同，疫苗株可以在人体内繁殖复制，但不能像自然感染（"野生"）病原微生物一样致病；减毒活疫苗可以激活细胞免疫反应，产生记忆性CD8+T淋巴细胞，可以对很低浓度的病原体起反应。除了口服疫苗外，减毒活疫苗通常接种1次即有效。

另外，为避免免疫球蛋白干扰疫苗病毒的复制，建议注射过免疫球蛋白者至少间隔3个月，再接种减毒活疫苗（不包括卡介苗和脊髓灰质炎减毒活疫苗）。

▶ 2. 进口疫苗与国产疫苗哪种更好？

只要是被认可上市的疫苗都是合格的，并不存在哪种疫苗更好的说法。

无论是进口还是国产疫苗，所有疫苗都必须符合国家药品标准，包括《中华人民共和国药典》和药监部门颁布的国家药品标准。同时，每一批疫苗均经过批签发检验合格后才能上市，有效性和安全性都能达到国家标准。

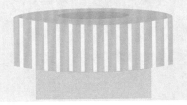

VACCINE

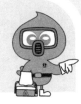

第**2**章

宝宝出生啦，每次打疫苗爸爸
妈妈都要做好预习、复习功课

十月怀胎，宝宝终于呱呱坠地，出院时，医生给了一本《预防接种证》，说是要好好保存，以后会用得到。关于接种证怎么用，我们将在第3章详细讲述。

接下来，我们就来详细了解一下宝宝需要接种的每一种疫苗，解答爸爸妈妈对宝宝接种疫苗这件事的种种困惑。

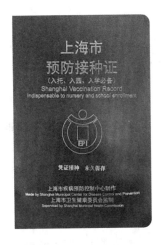

一、宝宝接种疫苗前后的小知识

▶ 1. 宝宝发热可以接种吗？

不建议立即接种疫苗。

很多疫苗说明书将发热作为接种禁忌证，因为很多情况下出现发热症状说明宝宝处于感染性疾病的发病期，这时还常常会伴有咳嗽、流涕、鼻塞等症状。等宝宝过了一段时间，体温恢复正常，其他症状也基本消失，就可以接种疫苗了。

▶ 2. 宝宝拉肚子可以接种吗？

需要看情况。

宝宝拉肚子一般是因为消化不良、腹部着凉或者吃了不干净的食物等。如果腹泻的次数和量较平时明显增多，或每天排便次数超过4次,或除腹泻外还伴有发热等其他症状,建议及时查明病因,暂缓接种疫苗。如果宝宝平时就会有轻微的腹泻,仍可以接种疫苗。

▶ 3. 宝宝有支气管哮喘可以接种吗?

视情况分为可以接种与暂缓接种。

支气管哮喘是一种儿童常见疾病,以气道慢性炎症为特征。容易反复发作,伴有喘息、气促、胸闷和(或)咳嗽等症状。

国外通过近30年的研究后得出结论,即便是中重度哮喘患儿,接种流感疫苗也是安全的。目前,许多国家的预防接种指南都建议慢性呼吸道疾病患者接种肺炎球菌疫苗,美国免疫实施咨询委员会(ACIP)也推荐哮喘患儿接种肺炎球菌疫苗。

支气管哮喘同样不是预防接种的禁忌证。所以,针对哮喘患儿的接种建议分为可以接种与暂缓接种。

1)可以接种的情况

处于哮喘缓解期且健康情况较好时应按免疫规划程序进行预防接种。

但是,如果哮喘儿童对蛋类严重过敏,应在接种采用鸡胚生产的疫苗前告知接种医生,以便安排在有抢救设备的场所和有医务人员的监护下开展接种。采用鸡胚生产的疫苗包括流感疫苗和黄热病疫苗。

2)暂缓接种的情况

在哮喘急性发作期,即出现喘息、咳嗽、气促、胸闷等症状,尤其是全身应用糖皮质激素时应暂缓接种。

根据ACIP的建议,停止全身应用糖皮质激素1个月后方可正常接种。

▶ 4. 接种后发热怎么办?

和其他原因导致的发热一样处理。

接种疫苗导致的发热为一过性,热度通常不超过38.5℃,且持续时间短,一般来说不会引发其他疾病,不需要进行特别处理,只需适当休息以防止继发其他疾病。

如果是其他疾病导致的发热,根据宝宝的病史、临床表现、实验室检查,医生会给出明确诊断。如果是不明原因发热,这本身就是一个世界性难题,有近10%的不明原因发热病例始终不能明确病因。

不论是哪一种原因导致的,对于发热的处理原则都是一样的。热度不高时,加强观察,一般不需任何降温处理,必要时适当休息;热度较高时,可适当服用退热药,或采用物理降温;如果出现高热、持续不退或发热之外的其他症状,应及时就医治疗,以免延误病情。

▶ 5. 接种后胳膊又红又肿怎么办?

分情况处理。

疫苗接种部位发生红肿、疼痛可能是3种原因造成的,局部的炎症反应、局部过敏和卡介苗引起的反应。卡介苗引起的反应我们将在0月龄里介绍,这里就不赘述了。

打针过程会对局部组织造成轻微损害、疫苗里含有抗原和附加成分，这些都会引起机体的炎症反应，所以疫苗接种后可能会发生局部红肿。为了增强疫苗的效果，刺激机体产生更好的免疫反应，很多疫苗会添加吸附剂，但由于吸附剂被机体吸收较慢，在接种部位存留时间较久，容易导致持续的炎症，进而形成局部硬结。

疫苗接种部位发生的红肿、疼痛一般持续1～2天后会自然消失，不会引起不良后果，如果形成硬结，则消散的时间略长，可能会持续数天至数月。如果局部反应相对较重，家长可以用干净的毛巾在患处热敷，每日数次，每次15分钟，帮助消肿，减轻疼痛。用生土豆片敷在红肿、硬结部位也是一种有效的方法，而且方便又简单。

土豆消肿法

研究表明，生土豆片具有消炎、活血、消肿的功效，可以预防或治疗疫苗和药物引起的红肿、疼痛、硬结、静脉炎等反应，其效果甚至好于临床上所用的专用药物硫酸镁。家长可以在宝宝接种疫苗后，将土豆片贴于接种部位，起到预防的作用。也可以在发生反应之后，将土豆片贴在红肿、硬结的部位进行治疗。

具体操作：

（1）将洗净的土豆切成0.1～0.2厘米的薄片；

（2）敷在肿块、硬结表面的皮肤上，用纱布或保鲜膜覆盖，并用医用胶布固定住；

（3）一般每日敷3次，每次30～60分钟，也可适当增加次数，直到肿块逐渐缩小或消失。

引起局部红肿的还有可能是过敏反应，包括阿瑟氏（Arthus）反应和血管性水肿，但这两种情况发生的概率是极小的，根据上海的不良反应监测数据，发生率小于百万分之一。过敏反应如果症状很轻，一般无需治疗即可自愈，如果较重则需到医院就诊，医生将根据实际情况给宝宝采取抗过敏治疗。

阿瑟氏反应，也称局部过敏性反应，通常发生在多次重复注射同种疫苗7～10天后，表现为局部组织变硬，明显红肿，一般直径在5.0 cm以上，可能持续3～4周或更长时间，个别严重者甚至会发生局部组织坏死和溃烂。

血管性水肿通常在接种后不久或最迟1～2天内发生，表现为接种部位红肿、皮肤发亮、瘙痒、麻木、有胀感等。除了接种部位外，也可以发生在身体其他部位的皮肤和黏膜处（如嘴唇、眼睑、咽喉、气管、肠壁等）。发生血管性水肿时如果不伴有其他症状，则预后良好，不留痕迹。

▶ 6. 接种疫苗后还有哪些注意事项？

（1）接种后应在接种单位的留观区域留观30分钟。

（2）个别人接种后出现注射部位红肿、疼痛、发痒，或有低热、疲倦、头痛等，一般不需特殊处理，能自行缓解。必要时可与接种单位联系。

（3）使用免疫球蛋白或其他含抗体的血液制品可能会中和疫苗的效力，时间可长达3～11个月，具体视抗体的剂量而定，接种疫苗2周内应尽量避免使用血液制品而影响疫苗效果。

（4）到目前为止，任何疫苗的保护效果都不能达到100%。少数人接种后未产生保护力，或者仍然发病，与疫苗本身特性和受种者个人体质有关。

（5）接种后注意休息，避免剧烈运动，建议清淡饮食，避免摄入易过敏的食物。

（6）其他注意事项请参考疫苗说明书。

▶ 7. 每次可以同时接种几种疫苗？

一般来说，每次最多可以接种两种注射型的疫苗和一种口服的疫苗。

任何疫苗均可按照免疫程序或补种原则同时接种，接种门诊的医生会根据家长选择的具体疫苗品种对应的接种程序给宝宝安排接种。两种及以上注射类减毒活疫苗（如麻腮风疫苗和乙脑减毒活疫苗）如果未同时接种，应当间隔≥28天进行接种。灭活疫苗（如乙肝疫苗）和口服减毒活疫苗（如轮病疫苗），如果与其他种类疫苗(包括减毒活疫苗和灭活疫苗)未同时接种,对接种间隔不作限制。当然,如果疫苗说明书中有特殊规定的,就另说了。后面我们会详细介绍每个年龄段的宝宝需要接种的疫苗,部分年龄段要接种的疫苗较多,我们会给出安排建议。

其实早在宝宝还在妈妈肚子里的时候,他们就已经具有对外来抗原应答的能力了。在出生后的数小时内,宝宝便能产生对疫苗的保护性免疫应答。接种疫苗对免疫系统的影响不在于打了几针,而主要取决于接种的疫苗所含的抗原量。宝宝的免疫系统完全有能力对大量的抗原产生应答。同时,由于参与免疫应答的免疫细胞会不断再生,接种疫苗对免疫系统造成的负荷实则微乎其微。

▶ 8. 怎么做可以让宝宝减少对打针的惧怕?

这里介绍4个小技巧。

带上宝宝最喜欢的东西,比如宝宝最喜欢的玩偶、不离身的毛毯、最爱看的绘本……这些熟悉的东西能让宝宝在陌生的环境里产生一定安全感并分散他们的注意力。因此,家长可以在不影响接种、不影响他人的情况下,带上1~2件宝宝最爱的小物件。

适当给予甜蜜诱惑,没有小孩会拒绝"甜"的诱惑,甜食可以让人心情愉悦。打疫苗时,嘴里甜甜的味道会减轻宝宝的疼痛感。接种后,给宝宝喝点果汁、吃颗糖果也能安抚其"受伤"的心灵。

实话实说,和宝宝平等交流。家长可能会觉得宝宝还小,理解不了。然而其实孩子是非常聪明的,只要你花一些时间简单地解释一下接下来要发生什么，比如告诉他"打疫苗是为了避免生病""会有些痛"等，他们听得懂。虽然有些宝宝还是会害怕打针，但家长对"打疫苗"表现出的诚实，会让宝宝更安心、更放松。另外，平时千万不可以用"不乖就让医生给你打针"等来吓唬宝宝！

保持淡定，给予安慰和鼓励。孩子的认知和情绪很大程度上受到家长情绪的影响。如果爸爸妈妈以一种平静、放松的心态带孩子去打疫苗，并时不时给予宝宝微笑、拥抱，抑或是温柔地说一些鼓励的话，那孩子也会觉得"打疫苗"并没有那么可怕。相反，如果家长过度紧张、担心，那小孩也会跟着紧张、害怕起来。

小贴士

怎样抱1～3岁的宝宝既安全又省力？

打针时，很多宝宝会由于惧怕而挣扎、哭闹。有些家长因为害怕弄疼宝宝，而不敢抱紧他们。宝宝在打疫苗期间乱踢乱动是非常危险的，容易受伤，也不利于医生安全接种。家长抱紧宝宝，可以给予宝宝安慰，减轻恐惧感。

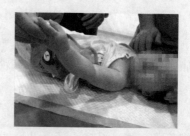

➢ 1岁以下小宝宝，由家长放置在床上，固定小宝宝，露出接种部位。

➢ 年龄大一点的可以坐着的宝宝,家长可以这么做:

　▶ 把宝宝抱在膝盖上。

　▶ 将宝宝靠家长一侧的手向后夹在家长手臂和背之间,轻
　　轻压住,让宝宝的手自然环抱家长腰间。

　▶ 另一只手臂环抱宝宝,让其靠在手臂上,同时用手抓牢
　　并固定住宝宝靠外侧的手臂。

　▶ 家长用大腿牢牢夹住宝宝的双腿。

➢ 如果宝宝已经比较大了,家长可以让孩子背对着坐在自己
　膝盖上,环抱的同时压住孩子双手。

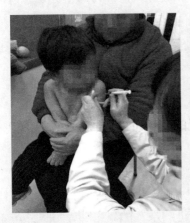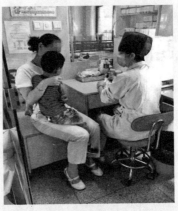

二、 0月龄,必须接种乙肝疫苗(第一剂,通常情况下共3剂)、卡介苗(共1剂)

乙肝疫苗和卡介苗都属于免疫规划疫苗,必须要接种。由于乙肝疫苗第一剂和卡介苗都要求宝宝出生后尽早接种,所以在产

院里就能完成接种,出院时爸爸妈妈拿到手的《预防接种证》上已经有接种记录。

▶ 1. 为什么宝宝出生后接种的第一种疫苗是乙肝疫苗?

据世界卫生组织(WHO)估计,2019年全世界有2.96亿人为慢性乙型肝炎病毒(HBV)感染,每年导致82万人死亡[①]。我国约有7 000万例[②]。

母婴传播是HBV感染的最主要传播途径[③](通过HBV阳性母亲的血液和体液传播),新生儿期感染后,90%以上会发展为慢性乙肝。WHO建议在新生儿出生后24小时内及时接种乙肝疫苗,避免宝宝被感染。因此,乙肝疫苗是宝宝第一种需要接种的疫苗。

▶ 2. 早产儿或者有特殊情况的宝宝可以接种乙肝疫苗吗?

1)早产儿

妈妈的怀孕期为280天(即40周)左右,所以俗称"十月怀胎"。胎龄未满37周出生的新生儿,医学上称为"早产儿"。由于提前离开母体,所以早产儿的身体器官发育还不太成熟,应根据乙肝病毒感染风险实施相应的接种程序。

(1)如果妈妈的乙肝表面抗原呈阳性或不详,应在出生后12小时内尽快给宝宝接种第一剂乙肝疫苗,接种后1个月再按0、1、6个月程序完成3剂次乙肝疫苗,也就是比正常新生儿多接种1剂乙肝疫苗。此外,考虑到疫苗接种到抗体生成需要一段时间,为了避免妈妈传染给宝宝,还需给宝宝注射100 IU乙肝免疫球蛋白。建议全程接种完3剂后再过1~2个月进行乙肝表面抗原和表面抗体检测,若均为阴性,还要复种3剂。

（2）如果妈妈不是乙肝病毒感染者,新生儿一般没有感染乙肝病毒的风险,因此可以等新生儿体重达到2 000克之后再开始接种。

2）危重症新生儿

刚出生的危重症宝宝,例如有极低出生体重、严重出生缺陷、重度窒息、呼吸窘迫综合征等,应在生命体征平稳后尽早接种第一剂乙肝疫苗。出生体重低于2 500克的新生儿称为低体重儿。

根据妈妈是否携带乙肝病毒,以及宝宝出生时的情况,对新生儿的乙肝疫苗接种建议如下表。

新生儿乙肝疫苗接种程序

母亲乙肝病毒检测	新生儿情况	注射乙肝免疫球蛋白	乙肝疫苗接种程序	乙肝两对半检测
阴性	正常	否	0(12小时内),1,6月	否
	早产或低体重	否	0(体重≥2 000 g时接种),1,6月	否
阳性	正常	是(12小时内)	0(12小时内),1,6月	是(阴性者复种3剂)
	早产或低体重	是(12小时内)	0(12小时内),1,2,7月	是(阴性者复种3剂)

感染乙肝病毒的妈妈可以喂奶吗?

可以喂奶,但必须满足两个前提条件:

➤ 新生儿在出生后12小时内注射乙肝免疫球蛋白100 IU,并在出生后12小时内接种第一剂乙肝疫苗。

➤ 乙肝产妇检测结果为HBV-DNA＜105拷贝/毫升。

对于HBV-DNA＞106拷贝/毫升的产妇能否进行母乳喂养有争论,多数意见认为有增加传播的风险。若一定要母乳喂养,婴儿需密切监测抗-HBs滴度(＞100 mIU/ml)。母亲有明显肝炎临床症状时,建议不要母乳喂养。

给宝宝喂奶时,妈妈应注意做好防护措施,以防止宝宝感染乙肝病毒。

➤ 保持清洁。每天使用干净毛巾和温水清洁乳房,注意保持衣物干燥、清洁,擦洗时避免造成乳头的过度刺激。

➤ 预防乳腺炎。哺乳时注意两侧乳房交替进行,哺乳结束后,挤净剩余乳汁,按需哺乳而非按时哺乳,促进乳汁分泌,预防乳腺炎发生。

➤ 预防乳头皲裂。哺乳时尽量让婴儿含住乳晕,防止出牙期婴儿咬伤乳头,每次哺乳时间不宜过长。日常生活中避免机械性损伤,母乳喂养完毕后,可以留一滴乳汁在乳头上,并均匀涂开,可以有效防止乳头皲裂。当发生乳头皲裂的情况时,可暂停哺乳,待好转后再继续。

另外,在日常生活中,也要从以下方面避免宝宝被感染:

➢ 不要擦洗宝宝的口腔。婴儿口腔黏膜娇嫩,不宜擦洗,以免因人为损伤增加感染机会。

➢ 注意婴儿口腔及消化道情况。如果发现婴儿患有鹅口疮、口腔溃疡、口腔疱疹或出现腹泻等胃肠道不适,应暂停哺乳,治愈后再继续哺乳。

➢ 餐具、用品分开使用。喂养婴儿的餐具应单独使用,用前煮沸消毒,不可与产妇餐具混用,生活用品也避免与产妇混用。

➢ 避免婴儿接触产妇体液。产妇不对婴儿口对口直接喂食、亲吻,避免婴儿沾染到母血、母亲体液。

➢ 注意婴儿个人卫生。婴儿要经常修剪指甲,以免抓伤皮肤、黏膜。经常擦洗,保持婴儿身体清洁。不要让婴儿养成吸吮手指的习惯。

▶ **3. 出生时没有接种卡介苗,后面怎么补?**

不同年龄有不同的补种要求。

对于出生时因健康状况导致未及时接种卡介苗的宝宝:

> 小于3月龄可直接补种；

> 3月龄～3岁儿童,先做结核菌素或卡介菌纯蛋白衍生物（PPD）试验,阴性者需要补种；

> 4岁及以上的儿童不需要补种。

由于卡介苗的接种方式为皮内注射法,与其他在用疫苗有所不同,为避免接种中出现差错,上海卫生行政部门指定专门的医疗机构开设卡介苗接种门诊,为儿童提供卡介苗补种服务。

▶ 4. 接种卡介苗没有留疤,需不需要补种?

没有留疤也不需要复种卡介苗。

在一些研究中发现,接种卡介苗后有一部分人没有出现疤痕,但结核菌素试验显示阳转,说明接种是成功的。也就是说,有没有留疤反应和接种效果没有关系。

▶ 5. 卡介苗接种后接种部位出现红肿、化脓,需要处理吗?

不严重的话不需要特别处理。

接种卡介苗后,卡介菌会在接种部位繁殖,引起红肿、化脓反应。大约95%的婴幼儿会发生反应,这是很常见的,属于接种卡介苗后的正常现象,家长不必担心。

在接种卡介苗后2～3周,多数人的接种部位会出现局部红肿、破溃,并形成小溃疡,一般经过8～12周自行吸收、结痂,留下永久性凹陷疤痕,俗称"卡疤",一般不需处理,更不能热敷。

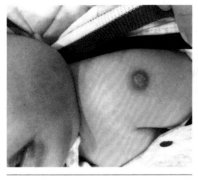

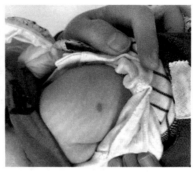

化　脓　　　　　　　　　结痂脱落

　　如果接种部位溃疡直径＞10 mm或者≥12周未痊愈,或者出现腋下淋巴结肿大≥10 mm,应联系所在地疾控中心,并前往定点医院就诊。

　　　　结核病(tuberculosis, TB)是由结核分枝杆菌(mycobacterium tuberculosis, Mtb)引起的慢性传染性疾病,可累及全身各个器官,其中尤以肺结核最为多见。Mtb的潜伏期较长,可从数周到终身。肺结核病人早期症状较为轻微,不易引起注意,有的被误认为是"感冒""气管炎"。随着疾病的发展,病人会出现局部和全身症状。疲乏、发热、夜间盗汗和体重减轻可出现在疾病的早期或晚期,咳嗽、胸痛、咳血和嘶哑等局部症状在疾病进展期尤为突出。女性患者常有月经失调现象。老年肺结核患者的症状容易被慢性支气管炎症状所掩盖。大约10%的初发感染最终会发展为活动性疾病,这在婴儿中更为常见,疾病经常扩散(如粟粒性的)或者累及脑膜(结核性脑膜炎);肺结核病可因外部病原再次感染或者因体内初发亚临床感染的潜在病灶再活化而发病。如果不治疗,大约65%的痰涂片阳性的肺结核病人将在5年内死亡。

传染性肺结核患者是本病的主要传染源,当病人咳嗽、打喷嚏、大声说话等喷出带Mtb的飞沫时,健康人吸入后可能被传染。未受过Mtb感染的人是本病的易感者,大多数是儿童。健康人感染Mtb后是否得TB,主要与感染Mtb的数量和毒力的大小以及身体抵抗力的强弱有关。

结核病是一种严重危害人民健康的慢性传染病,国务院发布的《全国结核病防治规划(2011～2015年)》指出,我国是全球22个TB高负担国家之一。WHO评估,目前我国TB年发病人数约为130万,占全球发病人数的14%,位居全球第2位,仅次于印度。近年来,我国每年报告肺结核发病人数约100万,始终位居全国甲乙类传染病的前列。

卡介苗

工艺: 1921年,卡介苗(bacillus Calmette-Guerin vaccine, BCG vaccine)首次被用来预防结核病,至今已使用超100年,

迄今为止它是唯一一种能预防结核病的疫苗。目前世界各国制造卡介苗的菌种均来源于巴黎的巴斯德研究院,卡介菌在不同实验室条件下传代,产生无毒牛型结核分枝杆菌(即卡介菌)悬液制成的减毒活疫苗。然而,卡介苗并不能有效地预防肺结核病,它的重要作用是能够预防婴幼儿和儿童的结核性脑膜炎和血行播散型结核病(也叫"粟粒性结核病"),这两种疾病是Mtb感染人体之后导致的非常严重的疾病,极易导致婴幼儿死亡,而接种卡介苗后大约可减少80%的患病可能。

免疫程序: 卡介苗只需在出生时接种1剂。

疫苗组分: 卡介菌、蔗糖、明胶、氯化钾。

接种禁忌: ① 已知对疫苗中任何成分过敏者;② 免疫缺陷病、免疫功能低下患者或正在使用免疫抑制剂治疗者。

▶ 6. 早产儿或者有特殊情况的宝宝可以接种卡介苗吗?

早产儿胎龄大于31孕周且经医学评估稳定后,可接种卡介苗。早产儿胎龄小于等于31孕周,经医学评估稳定后可在出院前接种卡介苗。

三、 1月龄,乙肝疫苗(第二剂,共3剂)

这个月的宝宝需要接种第二剂乙肝疫苗,但这次需要带宝宝去接种门诊接种,除了别忘记预约时间外,还有一些接种前和接种后的注意事项,新手爸妈一定要提前做好功课。

▶ 1. 宝宝黄疸可以接种吗?

要根据黄疸的类型。

黄疸是很多新生宝宝都会有的表现,分为生理性和病理性黄疸两种。

生理性黄疸,宝宝除黄疸外,全身健康情况良好,不伴有其他临床症状,大小便颜色正常,不需要治疗,可以接种各种疫苗。

病理性黄疸又分为感染性和非感染性黄疸,后者包括新生儿溶血病、胆道闭锁、母乳性黄疸、遗传性疾病、药物性黄疸等。病理性黄疸是由疾病导致的,建议前往专科门诊就诊,及时查明病因,暂缓接种疫苗。要及时治疗,待病情稳定后再补种。其中,母乳性黄疸是一种特殊类型的病理性黄疸,如果宝宝身体健康状况良好,不影响疫苗接种。

生理性黄疸一般在新生儿出生后2~3天出现,先见于面部和颈部,然后遍及躯干及四肢皮肤,出现轻度黄染,巩膜发黄,但手心、足底不黄,在出生后第4~6天达高峰,足月儿多在生后7~10天内消退,早产儿可延迟至第3~4周消退。

如果新生儿宝宝出现以下情况之一,就要考虑是否为病理性黄疸:① 24小时内出现黄疸;② 黄疸程度深,

进展快,在1天内超过6 mg/dl;③ 血胆红素＞12 mg/L;
④ 黄疸持续时间超过两周或消退后又重新出现。

母乳性黄疸因为喂养母乳而出现,其黄疸程度超过正常生理性黄疸,原因尚不十分明确。其特点是在生理性黄疸高峰过后黄疸继续加重,胆红素可达10～30 mg/dl,如果继续母乳喂养,黄疸会在高水平状态下持续一段时间后才开始缓慢下降,如停止母乳喂养48小时,胆红素会明显下降50%,若再次母乳喂养,则胆红素又见上升。

▶ 2. 宝宝奶癣可以接种吗?

看情况。

奶癣,学名叫"婴儿湿疹",是一种常见的由内外因素引起的过敏性小儿皮肤炎症。皮肤出现以丘疱疹为主的多形性损害,有渗出倾向,反复发作,急、慢性期重叠交替,伴剧烈瘙痒,病因常常难以确定。

婴儿湿疹大多在宝宝出生后1～3月出现,6个月以后逐渐减轻,1～两岁以后大多数逐渐自愈,一部分患儿延至幼儿或儿童期。病情轻重不一,皮疹多见于头面部,如额部、双颊、头顶部,以后逐渐蔓延至颏、颈、肩、背、臀、四肢,甚至可以泛发全身。

在急性期特别是有发热时,不可以接种疫苗。病情稳定,湿疹没有继续出现时,可以尝试接种,痊愈后可以接种各种疫苗。

▶ **3. 宝宝接种疫苗前、后能不能喂奶、喂食?**

接种口服疫苗时,如轮病疫苗、霍乱疫苗等,前30分钟内避免喂奶、喂热水或其他热的食物,避免引起宝宝呕吐,但也需避免饥饿状态,因此可以提早给宝宝喂食,接种后需过30分钟再喂奶、喂热饮或其他热的食物。

接种注射类疫苗前后均可以正常喂奶、喂食。

▶ **4. 接种后不能马上离开,要留观30分钟,这是为什么?**

留观30分钟很有必要。

由于个体差异,极少数宝宝对疫苗或者疫苗中某些成分过敏,可能会出现急性过敏反应。严重危及生命安全的急性过敏反应,如过敏性休克,多在接种后30分钟内发生,如果这时还留在接种门诊,一旦出现异常情况可以第一时间找到医务人员及时采取救治措施。因此,宝宝在接种疫苗后需要在接种单位指定区域留观半小时。

不过爸爸妈妈们不需过于担心,由疫苗引起的过敏性休克的发生概率是极其低的(＜1/100万剂次)[④]。

> 过敏性休克:某些过敏性体质者,其血清固定组胺能力低,或体内缺乏胆碱酯酶等,注射某些疫苗后可产生过量的免疫球蛋白E(IgE),并固定于某些组织的肥大细胞

上。若再次注射上述生物疫苗,这种抗原即与前述固定于组织肥大细胞上的IgE相结合,使肥大细胞释放各种生物活性物质,导致平滑肌收缩、血管扩张和血管通透性增高,从而引起皮疹、水肿及过敏性休克等一系列典型体征和有关症状。过敏性休克属于I型变态反应,通常突然发生而且强度剧烈,若不及时处理,常可危及生命。虽然上海近年来报告的接种疫苗后发生的过敏性休克病例均在个位数,但一旦发生对于个人和家庭的影响都是非常巨大的,千万不要为了这点等待时间而冒险。

▶ **5. 接种疫苗后能洗澡吗? 该怎么护理宝宝?**

接种当天,宝宝可以正常洗澡,但要注意避免揉搓注射部位,洗完及时擦干,避免着凉,同时保持注射部位干燥。

如果注射部位出现白色小脓疱,则给宝宝洗澡时用干净手帕或消毒纱布包扎局部或用防水创可贴以免水溅入,千万不要用手触摸。给宝宝勤剪指甲,勤换内衣,保持接种部位清洁。

四、 1.5月龄,13价肺炎疫苗(第一剂,共4剂)、五价轮状病毒疫苗(第一剂,共3剂)

13价肺炎疫苗和五价轮状病毒疫苗都是非免疫规划疫苗,最早接种年龄是6周龄,而且接种年龄段较窄,爸爸妈妈如果要给宝宝接种,应提前选择好需要接种的产品并及时预约。

　13价肺炎疫苗既有进口的,也有国产的,两者覆盖的血清型完全相同,但生产工艺和接种年龄有所不同。轮状病毒疫苗有两种可供选择,口服五价重配轮状病毒减毒活疫苗(简称五价轮病疫苗)和口服轮状病毒活疫苗,前者可预防的型别更多。

　　肺炎链球菌(streptococcus pneumoniae, SP)是引起侵袭性疾病(脑膜炎、菌血症/败血症、伴有菌血症的肺炎等)和非侵袭性疾病(肺炎、中耳炎和鼻窦炎等)的主要病原,儿童和一些老年人、慢性疾患或免疫功能低下的患者发病率高。据2015年WHO估计,约有19.2万～36.6万小于5岁的儿童死于肺炎球菌性疾病,两岁以下儿童的死亡率尤其高,有90%的死亡病例发生在发展中国家。

　　SP只对人类致病,可寄居在人类无症状带菌者的鼻咽部,30%的健康成人和60%的健康儿童的鼻咽部可携带SP。无症状SP携带者(儿童和成人)是主要传染源。SP通过呼吸道飞沫在人与人之间直接传播或上呼吸道带菌者通过自身感染方式传播。人群对SP易感性较低,当机体呼吸道防御功能受损、抵抗力下降时,可引起发病。老年人、慢性疾病(如心脏病和肺病)患者、脾缺失或脾功能减退者(包括患镰状细胞性贫血及其他严重的血红蛋白病)、酒精中毒者,以及帕金森病、肾病综合征、糖尿病、肝硬化等患者感染肺炎球菌的概率更高。有资料表明,镰状细胞性贫血的患儿患肺炎球菌性脑膜炎的风险几乎是正常儿童的600倍。SP透过黏膜防御体系发生侵袭性感染,可进入下呼吸道引起肺炎,或穿过血脑屏障引起细菌性脑膜炎,也可穿过肺泡上皮细胞、侵袭血管内皮细胞进入血液引起菌血症,还可从鼻咽部移行进入鼻窦,引起鼻窦炎,通过咽鼓管进入中耳,引起中耳炎。根据感染部位的不同,侵袭性肺炎链球菌性疾病(invasive pneumococcal disease, IPD)可分为三大类。

（1）上呼吸道感染。包括中耳炎、鼻窦炎,在少数情况下可通过鼻窦或中耳直接扩散引起脑膜炎。中耳炎主要发生在婴幼儿身上,发病率高,死亡率低。鼻窦炎通常在普通感冒或流感过程中发生。以上两种疾病不及时治疗均可发展为脑膜炎。急性鼻窦炎还可发展为大脑额叶脓肿及额骨骨髓炎。

（2）下呼吸道感染。SP肺炎是引起细菌性肺炎的主要病因,多发生于慢性心、肺和肾脏疾病,以及糖尿病、免疫低下、无脾症患者,老年人和婴幼儿也极易发生。常见肺炎中的50%以上是由SP引起的,每年造成约160万儿童死亡。据估计,每年全球约有500万人死于肺炎链球菌肺炎。

（3）播散性侵袭性感染。包括血液感染(如菌血症)和脑膜感染(脑膜炎)。SP感染者中有25%～30%可发展成菌血症。

▶ 1. 肺炎球菌疫苗分为几种？有什么差别？

有两种。

肺炎链球菌外层的荚膜（下图黄色部分）中所含的多糖抗原是造成其致病的重要毒力因子。

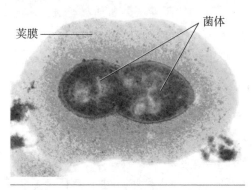

肺炎链球菌

根据荚膜多糖抗原的差异，肺炎链球菌可分为90多种血清型。一般来说，感染或接种疫苗后刺激机体产生的抗体具有特异性（1种抗体对抗1种血清型），但部分抗体对相关血清型有一定的交叉保护作用（1种抗体对抗多种血清型），具体参见疫苗说明书或相关临床试验数据。研究人员选择将较易致病的几种血清型研制成了疫苗，"N价肺炎疫苗"代表可以预防N种血清型引起的肺炎链球菌感染，即N越大，疫苗所覆盖的血清型越多。

目前国内使用的肺炎疫苗有两种，13价和23价肺炎疫苗。13价肺炎疫苗可以预防由13种血清型引起的肺炎链球菌感染，而23价肺炎疫苗则可以预防由23种血清型引起的肺炎链球菌感染。

上海市免疫规划疫苗接种程序及主要非免疫规划疫苗接种年龄建议

接种起始年（月）龄	乙肝疫苗①	卡介苗	脊灰灭活疫苗⑤	百白破疫苗⑦⑧	流脑多糖疫苗A群④⑥	流脑多糖疫苗AC群⑤	乙脑减活疫苗①	麻腮风疫苗③	甲肝灭活疫苗①	白破疫苗	水痘疫苗②	23价肺炎多糖疫苗	乙脑灭活疫苗①	Hib疫苗	13价肺炎结合疫苗	轮状病毒疫苗	水痘疫苗②	流感疫苗	霍乱疫苗	戊肝疫苗	EV71疫苗	流行性腮腺炎疫苗③	AC群结合流脑疫苗④	ACYW135群流脑疫苗	流脑-Hib联合疫苗⑥	四联疫苗⑦	五联疫苗⑧	狂犬病疫苗	破伤风疫苗	人乳头瘤病毒疫苗	带状疱疹疫苗
出生时	1	1																													
1月龄	2																														
1.5月龄																															
2月龄			1											1													1				
3月龄			2	1										2	基础免疫接种3剂，间隔4~8周											1	2				
4月龄			3	2										3												2	3				
5月龄				3																						3					
6月龄	3				1													国产：每年接种1剂；进口：3剂													
8月龄							1	1					1~2								间隔1~2月接种两剂										
9月龄					2												儿童型间隔至少4周接种两剂							8~17月龄接种1剂							
12月龄											1				4		1														
18月龄			4	4				2	1					4								间隔1个月接种两剂	2或3剂		1~3剂	4	4				
2岁							2		2				3																		
3岁						1																						暴露前接种3剂；暴露后按照4针法或5针法接种（接种无年龄限制）			
4岁											2						2												第一年第一剂，间隔4~8周第二剂，第二年1剂		
5岁																															
6岁						2				1			4																		
9岁																															
12岁																															
13岁																		成人型1剂	0、7、28天各接种1剂					两剂							
16岁																													3剂	3剂	
18岁																															
19岁																															
20~45岁																				0、1、6月各1剂											
46~49岁																															
50~59岁																															间隔两个月接种两剂
≥60岁												1																			

注：
1. 浅蓝色底色标注为免疫规划疫苗，黄色底色标注为非免疫规划疫苗。
2. 标有相同数字圆圈标记的疫苗可相互替代：① 乙脑灭活疫苗可替代乙脑减活疫苗；② 非免疫规划内的水痘疫苗可替代免疫规划内的水痘疫苗，两者品种不同；③ 流行性腮腺炎疫苗可替代麻腮风疫苗；④ AC群结合流脑疫苗可替代A群流脑多糖疫苗；⑤ ACWY群流脑疫苗可替代AC流脑多糖疫苗；⑥ 流脑-Hib联合疫苗可替代A群流脑多糖疫苗；⑦ 四联疫苗可替代百白破疫苗；⑧ 五联疫苗可替代脊灰疫苗、百白破疫苗。
3. 23价肺炎多糖疫苗，"60岁以上老年人肺炎疫苗接种"是上海市重大公共卫生服务项目之一，为本市户籍且60岁以上老年人免费接种1次23价肺炎多糖疫苗。
4. 乙脑灭活疫苗：第一、二剂接种间隔7~10天。
5. 13价肺炎结合疫苗：基础免疫在2、4、6月龄各接种1剂，加强免疫在12~15月龄接种1剂。基础免疫最早可在6月龄开始接种，之后各剂间隔4~8周。进口产品用于6周龄~15月龄；国产产品用于6周龄~5周岁。
6. 水痘疫苗：接种两剂，补种时，<13周岁2剂次至少间隔3个月；≥13周岁2剂次间隔1~2个月。
7. 流感疫苗：不同剂型流感疫苗产品接种程序，接种人群及接种方法略有不同，详见产品说明书。
8. AC群结合流脑疫苗：不同厂家生产的疫苗初免月龄和接种剂次不同，按疫苗说明书接种。
9. 狂犬病疫苗：暴露前：第0、7、21（或28天）各接种1剂；暴露后预防：根据厂家说明书采取四针法（第0天两剂，第七、二十一天各1剂）或五针法（第0、三、七、十四、二十八天各1剂）。
10. 轮状病毒疫苗：国产产品用于2月龄~3岁，每年1剂；进口产品用于6周龄~32周龄，全程3剂次，6~12周龄时开始口服第1剂，每剂接种间隔4~10周，第3剂接种不晚于32周龄。
11. 破伤风疫苗：全程免疫：第一年第一剂，间隔4~8周第二剂，第二年1剂；一般每10年加强1剂，特殊情况可5年加强1次。
12. 双价人乳头瘤病毒疫苗：9~45岁女性，按0、1、6个月接种3剂（部分产品中9~14岁女性可以选择0、6个月各接种1剂的免疫程序）；四价人乳头瘤病毒疫苗：20~45岁女性，按0、2、6个月接种3剂；九价人乳头瘤病毒疫苗：16~26岁女性，按0、2、6个月接种3剂。
13. 相关疫苗补种、应急接种、特殊儿童接种等按照《上海市预防接种工作规范》执行，原则上，非免疫规划疫苗按照疫苗说明书和《上海市预防接种工作规范》等进行接种。

简单说来,虽然23价肺炎疫苗覆盖的肺炎链球菌的血清型相较于13价肺炎疫苗更多,但是由于制作工艺的不同,引起的免疫应答不同,接种对象也有所不同。13价肺炎疫苗是一种多糖结合疫苗,产生的抗体应答更强,并能诱导免疫记忆,即在下一次同样的抗原刺激时,能更快速地产生更强烈的免疫反应;而23价肺炎疫苗是一种多糖疫苗,在两岁以下儿童中的免疫原性较差(刺激机体产生抗体的能力弱),且不能诱导免疫记忆,所以不能给两岁以下人群接种。

	13价肺炎疫苗	23价肺炎疫苗
覆盖血清型	13种、1、3、4、5、6A、6B、7F、9V、14、18C、19A、19F和23F	23种、1、2、3、4、5、6B、7F、8、9N、9V、10A、11A、12F、14、15B、17F、18C、19A、19F、20、22F、23F和33F
免疫记忆	有	无
适种对象	6周龄~15月龄或6周龄~5岁的儿童,不同品种略有不同	两岁以上
免疫程序	共接种4剂,不同品种疫苗的免疫程序略有不同	一般接种1剂

(注:标红的11种血清型是两种疫苗都覆盖到的)

多糖疫苗是唯一由构成某些细菌表膜的长链糖分子组成的灭活亚单位疫苗,它引起的免疫反应是典型的非T细胞依赖型免疫反应,产生的主要抗体是免疫球蛋白M(IgM),只产生少量免疫球蛋白G(IgG),在两岁以下儿童身上不能引起有效的免疫反应。多糖疫苗无免疫记忆反应,重复注射不会引起抗体滴度升高。

多糖结合疫苗使多糖与蛋白分子产生化学结合,将非T细胞依赖型免疫反应转变为T细胞依赖型免疫反应,导致多糖疫苗在婴儿中的免疫原性增高,以及疫苗多次接种产生抗体"增强"反应。

目前我国使用的多糖疫苗有A群流脑多糖疫苗、A+C群流脑多糖疫苗、23价肺炎疫苗、伤寒Vi多糖疫苗等。使用的多糖结合疫苗有Hib、A+C群流脑结合疫苗等。

▶ 2. 打了肺炎疫苗,宝宝就能不得肺炎吗?

并不是。

迄今为止,所有的疫苗保护效果均不能达到100%。

肺炎链球菌是引起肺炎的主要病原体之一,目前共发现90多种肺炎链球菌血清型,13价肺炎疫苗仅可预防其中较易致病的13种血清型引起的肺炎链球菌性疾病。据估算,在各国使用肺炎链球菌结合疫苗之前,约八成的肺炎链球菌相关疾病是由这13种血清型引起的。

需要注意的是,肺炎可由感染细菌、病毒、真菌、寄生虫等病原体引起,也可由放射线、吸入性异物等理化因素引起。对于其他血清型肺炎链球菌引起的肺炎,以及其他原因导致的肺炎,13价肺炎疫苗并无保护效果。也就是说,接种13价肺炎疫苗后,仍有得肺炎的可能。因此,做好防护仍十分必要。

▶ 3. 目前在用的两种13价肺炎球菌疫苗有什么区别?

目前国内有国产和进口两种13价肺炎球菌疫苗。覆盖的血清型完全相同,但是生产工艺、辅料、禁忌征有差别,接种对象的年龄也有所不同。具体见下表。

	国产13价肺炎球菌多糖结合疫苗	进口13价肺炎球菌多糖结合疫苗
国外上市时间	/	2010年
国内上市时间	2020年	2016年
覆盖血清型	1、3、4、5、6A、6B、7F、9V、14、18C、19A、19F和23F型	
载体蛋白	破伤风类毒素	CRM197（白喉类毒素的无毒变异体）
辅料	氯化钠、磷酸二氢钠、磷酸氢二钠、磷酸铝	氯化钠、磷酸铝、琥珀酸、聚山梨酯80
接种对象	6周龄～5岁	6周龄～15月龄
推荐接种程序	① 基础免疫在2、4、6月龄各接种1剂,加强免疫在12～15月龄接种1剂 ② 基础免疫在3、4、5月龄各接种1剂,加强免疫在12～15月龄接种1剂	基础免疫在2、4、6月龄各接种1剂,加强免疫在12～15月龄接种1剂
禁忌证	辅料、破伤风类毒素等过敏者	辅料、白喉类毒素过敏者

▶ **4. 在不同年龄开始接种13价肺炎疫苗的宝宝如何安排时间?**

13价肺炎疫苗推荐的开针年龄是6周龄,但是由于种种原因,很多家长在决定接种的时候,已经错过了这个开针年龄。13价肺炎疫苗和很多其他疫苗不同,它可以接种的年龄段非常窄,首次接种年龄将决定接种程序和总的接种剂次,家长们可以对照两种13价肺炎疫苗的接种程序,提前做好宝宝的接种规划。

国产13价肺炎疫苗的接种程序(6周龄~5岁)如下表所示。

起种年龄	接 种 程 序	接种剂次
2月龄 (最小满 6周龄)	推荐首剂在2月龄(最小满6周龄)接种,基础免疫接种3剂,每剂次接种间隔两个月;在12~15月龄时加强接种第四剂	4
3~6月龄	推荐首剂在3月龄接种,基础免疫接种3剂,每剂次接种间隔1个月;在12~15月龄时加强接种第四剂	4
7~11月龄	基础免疫接种两剂,接种间隔至少两个月;在12月龄以后加强接种1剂(第三剂),与第二剂接咱间隔至少两个月	3
12~23月龄	接种两剂,接种间隔至少两个月	2
2~5岁	接种1剂	1

进口13价肺炎疫苗的接种程序(6周龄~15月龄)如下表所示。

开针年龄	接 种 程 序	接种剂次
6周～4月龄	基础免疫接种3剂,接种间隔4～8周; 在12～15月龄加强接种1剂。	4
5月龄	基础免疫接种两剂,接种间隔4～8周; 在12～15月龄加强接种1剂。	3
6月龄	基础免疫接种1剂; 在12～15月龄加强接种1剂。	2

▶ 5. 13价肺炎疫苗接种年龄越大,为什么剂次越少?

小月龄儿童更容易罹患肺炎链球菌性疾病,因此13价肺炎疫苗越早接种越早保护。只要按照疫苗产品说明书规定的开针年龄段和相应的接种程序完成全程接种,就能对13种血清型的肺炎链球菌产生足够的免疫保护,保护效果与总剂次无关。

因为随着宝宝的年龄增长,他们的免疫系统也逐渐趋于成熟,抵抗力不断增强,需要的疫苗总剂次相应减少,所以不同开针年龄段的接种程序不同。另外,上市前的临床试验结果显示,不同开针年龄的宝宝使用不同的接种程序,免疫效果均达到临床试验的评价标准,也就是说,对不同年龄段的宝宝都能产生足够的免疫保护。

▶ 6. 市面上有两种轮状病毒疫苗,如何选择?

先根据年龄选。

五价轮病疫苗较口服轮状病毒活疫苗可预防的型别更多(具体见下表)。但是由于五价轮病疫苗有严格的接种年龄限制,超过

12周龄的宝宝就只能接种口服轮状病毒活疫苗了。家长们可根据宝宝的实际情况选择疫苗品种。另外,虽然两种轮状病毒疫苗预防的病毒血清型不同,但不建议给宝宝使用两种不同的轮状病毒疫苗。

产品名称	口服轮状病毒活疫苗	五价轮病疫苗
接种对象	2月龄～3岁	6～32周龄
接种程序	2月龄后可以服用,每年服用1剂,全程不超过3剂	6～12周龄服用第一剂,每剂间隔4～10周,全程3剂
作用与用途	预防婴幼儿A群轮状病毒引起的腹泻	预防血清型G1、G2、G3、G4、G9导致的婴幼儿轮状病毒胃肠炎
国内上市时间	2001年	2018年

▶ 7. 接种轮状病毒疫苗能否预防轮状病毒胃肠炎或重症轮状病毒胃肠炎?

目前针对轮状病毒感染尚无特效药物治疗,卫生条件的改善也不能避免感染,因此,接种疫苗是控制轮状病毒感染的重要有效手段。

轮状病毒疫苗的作用机理是模拟重复的轮状病毒自然感染,减轻随后发生的腹泻症状,诱导局部肠道免疫反应以获得相应的保护。

目前国内已上市的轮状病毒疫苗有两种,分别为国产单价口服轮状病毒活疫苗(LLR)和进口五价重配轮状病毒减毒活疫苗(RV5),均属于国家非免疫规划疫苗。研究显示,接种轮状病毒疫苗后可在一定程度上预防轮状病毒胃肠炎或重症轮状病毒胃肠炎。全球15项随机对照试验研究显示,在轮状病毒胃肠炎低病死率的国家,RV5能有效预防两岁以下幼儿82%～92%重度轮状病毒胃肠炎病例的发生。美国2012～2013年7个医疗机构8岁以下因急性胃肠炎住院或急诊的儿童的相关数据显示,接种3剂RV5后7年仍可降低儿童约69%因轮状病毒胃肠炎住院或急诊的风险。广州的一项病例对照研究显示,接种1剂LLR的保护效果在幼儿9～11月龄时约44.3%、12～17月龄时约52.8%、18～35月龄时约51.8%。

▶ 8. 宝宝口服完轮状病毒疫苗后吐奶了,需要重新补种吗?

不需要。

根据疫苗说明书,由于临床试验中没有针对疫苗被婴儿吐出等多种原因导致的未给予足够剂量的研究,所以不建议补种。

▶ 9. 已经感染过轮状病毒还有必要接种吗?

有必要!

轮状病毒分为7个组(群)和若干个病毒亚型,单次感染主要对单个型别产生免疫反应,对于其他型别的保护作用有限。因此,即使感染过轮状病毒的宝宝,也有必要接种轮状病毒疫苗。

轮状病毒（rotavirus, RV）是引起婴幼儿腹泻的主要病原体之一，多在秋冬季流行，在电子显微镜下病毒颗粒形如轮状，故命名为"轮状病毒"。轮状病毒是一种非常稳定的病毒，对温度抵抗力较强，可在环境中存活数月。它的传染性极强，感染者是重要的传染源。发生腹泻前两天就开始排出大量病毒，出现症状后10天仍可持续排毒，并且有些不表现症状的携带者也可能会排出病毒。

在全球范围内，轮状病毒每年可引起1.38亿例婴幼儿胃肠炎，其中40%为严重腹泻，有60万人因此死亡。轮状病毒感染是我国重要的公共卫生问题之一。

几乎所有3～5岁儿童都感染过轮状病毒，临床上主要表现为急性胃肠炎，常伴有呕吐、腹泻、发热等症状，其严重程度不一，可从短暂的稀便到严重腹泻。大多数病例可完全恢复，但也可能出现重症轮状病毒胃肠炎而导致脱水性休克、电解质紊乱甚至死亡，重症病例主要为1岁以内的婴幼儿。

轮状病毒疫苗

工艺：轮状病毒疫苗是减毒活疫苗，目前在上海使用的有两种：单价轮状病毒活疫苗和五价轮病疫苗。

免疫程序:单价轮状病毒活疫苗,接种对象为2月龄~3岁,2月龄后可以服用,每年服用1剂。

五价轮病疫苗:接种对象为6~32周龄,6~12周龄起服用第一剂,每剂间隔4~10周,全程3剂。

疫苗组分:

单价轮状病毒活疫苗系用轮状病毒减毒株(LLR株)接种新生小牛肾细胞,经培养、收获病毒液并加入蔗糖和乳糖保护剂制成。

五价轮病疫苗(Vero细胞)包括5种人—牛轮状病毒重配株,以Vero细胞培养获得。

接种禁忌:① 对疫苗成分过敏者或先前接种1剂后出现严重过敏反应者和严重疾病患儿;② 免疫缺陷病、免疫功能低下患者或正在接受免疫抑制治疗者;③ 具有肠套叠既往史患儿;④ 身体不适,每天腹泻≥3次,发热及急性传染病患者暂缓接种。

五、 2月龄,脊灰疫苗(第一剂,共4剂),Hib疫苗(第一剂,共4剂),或五联疫苗(第一剂,共4剂)

这个月龄的宝宝要接种1种免疫规划疫苗——脊灰疫苗第一剂,还可以选择五联疫苗进行替代接种。五联疫苗中包含了百日咳、白喉、破伤风、脊髓灰质炎和b型流感嗜血杆菌(Hib)成分。

这个月龄的宝宝需要接种的疫苗比较复杂，我们对照下表来做个梳理，一共有3种组合方案可供选择。

接种方案		2月龄	3月龄	4月龄	5月龄	12月龄	18月龄	总剂次
一	脊灰	第一剂	第二剂	第三剂			第四剂	12
	百白破		第一剂	第二剂	第三剂		第四剂	
	Hib	第一剂	第二剂	第三剂		第四剂		
二	五联	第一剂	第二剂	第三剂			第四剂	4
三	四联*		第一剂	第二剂	第三剂		第四剂	8
	脊灰	第一剂	第二剂	第三剂			第四剂	

(注：四联疫苗，即百白破—b型流感嗜血杆菌联合疫苗，我们会在3月龄章节介绍)

脊髓灰质炎(poliomyelitis，简称脊灰)是一种古老的疾病，在公元前1403～1365年的埃及石碑上曾发现一位有单腿弛缓性麻痹特征的年轻人，推测可能是脊灰患者。它是由脊灰病毒引起的急性肠道传染病，主要通过粪—口途径在人与人之间传播。临床表现主要以发热、上呼吸道症状、肢体疼痛为主，部分患者可发生弛缓性麻痹并留下瘫痪后遗症。普遍接种疫苗前本病多发于婴幼儿，故俗称"小儿麻痹症"。

本病的潜伏期为3～35天，一般为7～14天。人体感染脊灰病毒后,病情轻重不一,差异较大,90%以上的感染者表现为隐性感染,无任何临床症状;4%～8%为顿挫型,可出现发热(2～3天)、头痛、乏力、咽痛等类感冒样症状,或恶心、腹泻等消化道症状。仅有少数感染者,由于脊灰病毒侵入中枢神经系统,引起脊髓前角神经元的病理改变,导致肌肉特别是肢体肌肉发生不对称弛缓性麻痹,并留下瘫痪后遗症。极个别严重者会因病变累及脑干或大脑而死亡。

患者及其带毒者是唯一的传染源,轻型病例和无症状的隐性感染者因不易发现是最重要的传染源。病人自潜伏期末至整个病程中都有传染性,发病前3～5天到出现症状后7天内可从咽喉分离出病毒,但排毒量较粪便中少。从发病前1周开始即可从粪便中排毒,发病后1～2周排毒率最高,69.8%～100%的病人粪便中可分离到病毒,之后逐渐减少,至发病4周时仍有30%左右的病人排毒,个别病人通过粪便排毒可长达4个月以上。脊灰病毒的传播方式主要为日常生活接触,如被病人粪便污染的水、食物、手、玩具,或衣物等通过日常接触可经口传染;发病早期,患者和带毒者的咽部排毒可经飞沫传播,但为时短暂。人类对脊灰病毒普遍易感,在流行地区超过90%的5岁以上儿童及成人通过隐性感染获得免疫而免患本病。人感染后可获得对同型病毒株的持久免疫力。

脊灰疫苗

工艺：脊灰疫苗有两种，一种是口服的脊髓灰质炎减毒活疫苗（OPV），另一种是注射的灭活脊髓灰质炎疫苗（IPV）。尽管OPV总体安全有效，但由于OPV是减毒活疫苗，在罕见情况下可能发生与疫苗相关的麻痹型脊灰（VAPP）和疫苗衍生脊灰病毒（VDPV）病例，因此，各国逐渐从全程接种OPV的免疫程序过渡至IPV/OPV序贯程序或者全程使用IPV的免疫程序。WHO也不再推荐仅接种OPV的免疫程序，建议所有国家应至少使用1剂IPV，并更新脊灰疫苗常规免疫政策。因此，从2020年10月1日起，上海仅使用注射的IPV。

免疫程序：2月龄、3月龄、4月龄和18月龄各接种1剂IPV。

疫苗组分：脊灰病毒疫苗株、2-苯氧乙醇、M199培养基（含氨基酸、矿物盐、维生素、葡萄糖、酚红等）、用于调节pH的盐酸或氢氧化钠。

接种禁忌：① 对IPV成分过敏者，或以前接种本疫苗过敏者；② 严重慢性疾病、过敏体质者；③ 发热者和急性期发病者暂缓接种。

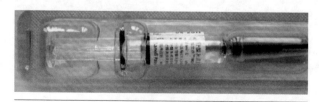

注射的灭活脊髓灰质炎疫苗

▶ 1. 上海已经很久没有脊髓灰质炎病例了,为什么我们还要继续接种脊灰疫苗?

　　尽管我国自2000年以来已无本土脊灰野病毒病例,全球分别于2015年和2019年消灭了Ⅱ型和Ⅲ型脊灰野病毒,但Ⅰ型脊灰野病毒仍在传播,消灭脊灰的"马拉松"尚未完成。一些国家仍有脊灰病例发生,其中就包括与我国接壤的阿富汗和巴基斯坦,这两个国家每年报告数十例脊灰病例。作为国际特大型城市的上海,脊灰疫苗接种率始终维持在99%以上的高水平,但一旦停止脊灰疫苗接种,人群免疫屏障被打破,就会增加脊灰病毒境外输入、传播和个体感染的风险。在人类彻底消灭脊灰以前,疫苗接种还是不能停的。

▶ 2. 脊灰疫苗有哪几种?

　　目前上海使用两种含脊灰成分的疫苗:注射型脊灰病毒灭活疫苗(IPV)和五联疫苗。前者只能预防脊灰一种疾病,后者全称"吸附无细胞百白破灭活脊髓灰质炎和b型流感嗜血杆菌(结合)联合疫苗",可以预防由百日咳、白喉、破伤风、脊髓灰质炎和b型流感嗜血杆菌(Hib)感染所引起的相关疾病。

五 联 疫 苗

　　工艺: 五联疫苗是灭活类疫苗,是由百日咳、白喉、破伤风、Hib和脊灰病毒抗原经过灭活、纯化后联合在一起制成的。可以预防白喉、破伤风、百日咳、脊灰和Hib引起的侵入性感染(如脑膜炎、败血症、蜂窝组织炎、关节炎、会厌炎等)。

免疫程序:目前上海五联疫苗的接种程序为2、3、4月龄进行3剂基础免疫,18月龄进行1剂加强免疫。

疫苗组分:白喉类毒素、破伤风类毒素、百日咳杆菌抗原、脊灰病毒(灭活)、b型流感嗜血杆菌荚膜多糖、结合用破伤风蛋白、蔗糖、氨丁三醇、氢氧化铝、Hanks培养基(无酚红)、用于调节pH的醋酸和/或氢氧化钠、甲醛、苯氧基乙醇和注射用水。

接种禁忌:① 对本疫苗成分过敏者;② 以前接种百日咳疫苗后7天内患过脑病者禁用,发热或急性病期间必须推迟接种;③ 患有进行性脑病者。

▶ 3. 单病种疫苗和联合疫苗,到底该选哪一种?

各有优点和缺点,不存在根本性优劣的区别。

IPV是上海市政府免费提供接种的免疫规划疫苗,在宝宝出生后2、3、4和18月龄时分别接种1剂。五联疫苗是非免疫规划疫苗,属于自费、自愿接种,全程需要接种4剂,分别为2、3、4和18月龄各接种1剂。

相较于单种疫苗,接种五联疫苗可以少打8针,减少了家长带宝宝去接种的次数。但是,它的价格要比单种疫苗贵,家长可根据实际情况选择接种。

▶ 4. 五联疫苗属于进口疫苗,万一断货,后面几针怎么办?

宝爸宝妈们不用太担心,如遇接种门诊五联疫苗缺货的情况,而宝宝已接种过若干针五联疫苗,建议您采取如下替代接种方案完成后续剂次。

替代接种方案	接种年(月)龄				总剂次
	2月龄	3月龄	4月龄	18月龄	
已接种过1剂	五联疫苗	脊灰+百白破+Hib疫苗	脊灰+百白破+Hib疫苗	脊灰+百白破+Hib疫苗	10
		脊灰+四联疫苗	脊灰+四联疫苗	脊灰+四联疫苗	7
已接种过两剂	五联疫苗	五联疫苗	脊灰+百白破+Hib疫苗	脊灰+百白破+Hib疫苗	8
			脊灰+四联疫苗	脊灰+四联疫苗	6
已接种过3剂	五联疫苗	五联疫苗	五联疫苗	脊灰+百白破+Hib疫苗	6
				脊灰+四联疫苗	5

流行性感冒嗜血杆菌（haemophilus influenzae, Hi）可分为6个血清型（a～f型），在使用疫苗前，95%的严重侵袭性疾病是由b型流行性感冒嗜血杆菌（Hib）引起的。据WHO估计，Hib侵袭性疾病每年仍造成约38.6万人死亡，主要发生在发展中国家。

人体感染Hib后可出现无症状携带或上呼吸道寄居、呼吸道黏膜感染和侵袭性疾病3类临床表现。

（1）无症状携带或上呼吸道寄居。无症状携带状态可持续数月，携带率因年龄、地区和特定情况而异，成人和婴儿低，学前儿童（3～5岁）最高，仅一小部分携带者会发展为疾病。

（2）呼吸道黏膜感染。如机体免疫系统机能减弱，Hi可在一些邻近的部位出现寄居，Hi感染最常见的临床疾病有中耳炎、鼻窦炎、支气管炎、尿路感染等。

（3）侵袭性疾病。脑膜炎是最常见的严重侵袭性Hib疾病，可表现发热、颈项强直、精神状况差等症状。使用疫苗前，WHO统计小于5岁儿童的细菌性脑膜炎病例中有60%是由Hib感染引起的，病死率5%～10%，在发展中国家病死率为26%～57%。Hib脑膜炎后遗症发生率为30%～40%，伴随有视觉障碍、智力迟钝、偏瘫、脑病、运动功能异常、癫痫及听觉障碍等后遗症。

肺炎是Hib引起的另一种主要侵袭性疾病，主要表现为呼吸困难与呼吸急促,X光检查可见肺部实变等,4月龄至4岁为高发年龄。WHO估计在第三世界国家中至少有20%的肺炎是Hib引起的,每年发展中国家约35万5岁以下儿童死于Hib引起的肺炎(其中75%发生在1岁以内)。

此外,Hib引起的侵袭性疾病还有会厌炎、关节炎、蜂窝组织炎、心包炎和败血症等。

人类是唯一的宿主和带菌者,其中无症状的健康携带者是主要传染源。Hib是人体内的常见寄生菌,健康人群的自然携带率是Hib侵袭性疾病发生的重要影响因素。Hib通过呼吸道飞沫和呼吸道分泌物直接接触传播,两岁以下儿童是易感人群。新生儿通过胎盘传递可获得母体血清杀菌抗体,母传抗体在2~3月龄开始迅速衰减,5~6月龄降至最低水平;而2~5岁的幼儿可逐渐产生天然抗体,因而6个月~两岁是Hib感染的高峰。

b型流感嗜血杆菌结合疫苗

工艺: b型流感嗜血杆菌结合疫苗是用纯化b型流感嗜血杆菌荚膜多糖与破伤风类毒素共价结合,然后添加磷酸铝佐剂吸附后制成的,可以预防b型流感嗜血杆菌引起的感染性疾病（脑膜炎、肺炎、败血症、蜂窝组织炎、关节炎、会厌炎等）。

免疫程序： 不同厂家疫苗的接种程序略有不同，根据起始接种年龄不同，全程需要接种1～4剂次。常见接种程序为6月龄前间隔1～2个月接种3剂，18月龄再接种1剂。

疫苗组分： b型流感嗜血杆菌荚膜多糖、磷酸铝、氯化钠。

接种禁忌： ① 对疫苗中任何成分过敏者，或接种1剂次Hib疫苗后发生过敏反应者；② 接种时有中度或严重急性疾病的儿童应暂缓接种；③ 轻微的疾病（如上呼吸道感染）不是免疫接种的禁忌症。

▶ 5. 流感嗜血杆菌和流感是什么关系？

两者之间没有关系。

看到流感嗜血杆菌这个名字，可能大部分人会望文生义，以为是导致流感的细菌，这是情有可原的，历史上还真的有人误以为它就是导致流感的元凶。1892年，德国科学家理查德·菲佛（Richard Pfeiffer）博士从流感大流行的死亡病人中分离出流感嗜血杆菌，并认为它是引起流感大流行的病原体。直到1933年，当发现流感的真凶——流感病毒后，流感嗜血杆菌的罪名才得以洗脱，但是这个名字被沿用至今。

▶ 6. 不同月龄开始接种Hib疫苗的接种程序有没有差别？

有差别。

在我国, Hib疫苗属于非免疫规划疫苗,家长可根据自费自愿原则选择接种。起种年龄为2月龄,接种程序也略有不同,越早接种,越早保护。

起种年龄	接种程序	全程接种剂次
2～5月龄	基础免疫3剂,每隔1～2月接种1剂;加强免疫1剂,18月龄接种	4
6～11月龄	基础免疫两剂,每隔1～2月接种1剂;加强免疫1剂,18月龄接种	3
1～5岁	只需接种1剂	1

六、 3月龄,脊灰疫苗(第二剂,共4剂),百白破疫苗(第一剂,共4剂), Hib疫苗(第二剂,共4剂)、五联疫苗(第二剂,共4剂)、四联疫苗(第一剂,共4剂)

这个月龄的宝宝必须要接种两种免疫规划疫苗,脊灰疫苗第二剂和百白破疫苗第一剂。

如果在2月龄已经接种了五联疫苗或者Hib疫苗,那么当月就别忘了去接种第二剂。

如果选择接种四联疫苗,即"百白破—b型流感嗜血杆菌联合疫苗",那么还需要接种脊灰疫苗第二剂。

这个月龄的宝宝需要接种的疫苗也比较复杂,和2月龄章节的内容类似,具体见第2章第五大点。

四联疫苗

工艺：四联疫苗是灭活疫苗，是由百日咳、白喉、破伤风和Hib抗原经过灭活、纯化后联合在一起制成的。可以同时预防百日咳、白喉、破伤风，以及由Hib引起的脑膜炎、肺炎、心包炎、菌血症、会厌炎等疾病。

免疫程序：3、4、5月龄进行基础免疫，18～24月龄加强免疫。

疫苗组分：百日咳、白喉、破伤风和Hib抗原，氯化钠缓冲液。

接种禁忌：① 对本疫苗成分过敏者，或既往接种百日咳、白喉、破伤风和Hib疫苗后有过敏反应者禁用；② 有癫痫、神经系统疾病及惊厥史者禁用；③ 患中度或严重疾病者、发热者暂缓接种。

▶ 1. 脊灰疫苗、百白破疫苗、Hib疫苗可以在同一天接种吗?

不建议同一天接种。

现阶段的国家免疫规划疫苗均可按照免疫程序或补种原则同时接种，两种及以上注射类疫苗同时接种时，应在不同部位接种。但是，为了在发生不良反应时，便于判断由哪一种疫苗引起的，一般建议先同时接种免疫规划疫苗，即脊灰疫苗和百白破疫苗，再间隔14天后接种非免疫规划疫苗，即Hib疫苗。

百白破疫苗

工艺: 百白破疫苗是灭活疫苗,由百日咳菌苗、白喉类毒素及破伤风类毒素混合制成,可以同时预防百日咳、白喉和破伤风。

免疫程序: 宝宝在3、4、5月龄及18～24月龄各接种1剂,第一、二剂和第二、三剂之间的间隔时间应≥28天。

疫苗组分: 百日咳杆菌有效组分、白喉类毒素、破伤风类毒素、氢氧化铝、硫柳汞。

接种禁忌: ① 对疫苗任何一种成分过敏者;② 急性疾病、严重慢性疾病、慢性疾病的急性发作期患者和发热者;③ 脑病、未控制的癫痫患者和其他进行性神经系统疾病者;④ 接种第一剂或第二剂后出现严重反应(如休克、高热、尖叫、抽搐等),应停止剩余剂次的接种;⑤ 注射百日咳、白喉、破伤风类疫苗后发生神经系统反应者。

百日咳是小儿常见急性呼吸道传染病,百日咳杆菌是致病菌。潜伏期为4～21天,平均7～10天。典型病程可分为卡他期、痉咳期和恢复期,表现为阵发性痉挛性咳嗽,咳后会有特殊的鸡鸣样吸气声,病程可达数周甚至3个月左右,故称百日咳。婴幼儿患本病易发生窒息、支气管肺炎、肺不张、肺气肿及皮下气肿、百日咳脑病等并发症,病死率高。百日咳为全球性疾病,估计每年有约1 600万百日咳病例发生,约有19.5万病例死亡。虽然实施疫苗接种后发病率大幅下降,但近些年许多国家出现百日咳发病率上升甚至疫情暴发的情况。本病传染性强,全年均可发病,以冬春季较多,但6、7、8月份发生流行高峰也不少见。多为散发,也可呈流行性,特别在集体儿童机构中常见。各年龄均可得病,但好发于婴儿和幼龄儿童。

百日咳是人类疾病,无动物宿主或媒介存在,病人和隐性感染者为唯一传染源。从潜伏期末至发病后6周有传染性,尤以在卡他期和出现咳嗽前两周(约21天)的传染性最强。青少年和成人作为传染源已得到公认,成人感染后传播给家庭内的婴儿是目前的主要传播方式,二代罹患率高达80%。呼吸道分泌物经飞沫是最常见的传播途径,接触被感染者最近污染的物品导致的传播不太常见。

▶ 2. 对宝宝来说,百日咳只是咳嗽吗?

咳嗽只是其中一个症状。

百日咳在发病早期往往先出现的是感冒样症状,比如轻微的咳嗽或发热。而咳嗽会阵发性地发作,夜间发作尤其频繁,影响睡眠。这样的咳嗽可能会超过10周,所以智慧的中国人民就给它起了"百日咳"这个形象的名字。

感染了百日咳的婴幼儿,有时候根本没有咳嗽症状,取而代之的是窒息和因缺氧导致的皮肤青紫。由于许多百日咳病例的症状并不典型,临床上可能会发生误诊或漏诊。尤其是没有接种过含百日咳成分疫苗的婴幼儿,感染百日咳可能会带来严重的并发症。在美国,1岁以下感染百日咳的儿童中有一半需要住院治疗,并且年龄越小,需要住院治疗的风险越大。在儿童病例中,约有3/5的病例可能发生窒息,约有1/4的病例可能合并感染肺炎,约有1/100的病例可能发生抽搐,约有1/300的病例可能发生脑病,约有1/100的病例可能导致死亡。

白喉是白喉棒状杆菌引起的急性传染病。通常在发生暴露后2～5天出现咽喉痛和发热等初始症状,其临床特征是咽、喉、鼻等处形成灰白色假膜,全身中毒症状如发热、乏力、恶心呕吐、头痛等,严重者可并发心肌炎和神经瘫痪。

人是白喉唯一的天然宿主,白喉病人及病原携带者为唯一的传染源。主要通过呼吸道飞沫传播,有时也可通过被污染的手、玩具、文具等传播。人对白喉普遍易感。世界各地均有白喉发生,在温带地区多见,热带地区较少。全年可能有发病,但以秋、冬和初春为多见。通常散发,偶可形成流行或暴发。

▶ 3. 得了白喉真的会让喉咙变白吗？

会的。

白喉是由于白喉棒状杆菌感染扁
桃体、咽、喉、鼻、皮肤等部位后，释放特
异性细胞毒素所致，其中发生于扁桃体、
咽、喉、鼻等呼吸道的白喉比较常见。临
床特征为可在鼻、咽、扁桃体或喉部逐渐
形成灰白色的假膜，呈现"牛脖子样"的
颈部肿胀和水肿，严重的可造成气道阻
塞和死亡。

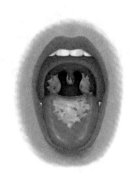

感染白喉之后通常会经过2～5天的潜伏期之后才会发病。
病例在潜伏期末即有传染性，且病例的传染期可持续到排出物和
皮肤/黏膜破损消失为止，如果没有经抗生素规范治疗，在发病之
后的4周里都可能有传染性。

儿童常规免疫使用的百白破疫苗和白破疫苗，都是含有白喉
成分的疫苗，它们是预防白喉的利器。

在上海市儿童免疫程序中，儿童可以在3月龄、4月龄、5月龄
和18月龄时各接种1剂百白破疫苗，并在6岁接种1剂白破疫苗。

破伤风（tetanus）是破伤风杆菌在化脓菌感染的伤口中
繁殖产生外毒素引起的中枢神经系统暂时性功能性改变的
一种特异性感染。破伤风杆菌侵入伤口后，在低氧条件下

(破伤风杆菌是专性厌氧菌)就能在局部迅速繁殖而产生毒素,潜伏期为3～21天,通常约为8天。一般来说伤口部位离中枢神经系统越近,潜伏期越短,病情越严重。根据感染部位的不同,分为局部(不常见)、头面部(罕见)和全身性感染。最常见的是全身性感染,通常为下行性,首先是牙关紧闭,然后是颈项强直,吞咽困难,腹肌强直。其他症状还包括体温升高、出汗、血压升高等。痉挛可频发,每次持续数分钟,重症常因窒息、全身衰竭而死亡。新生儿破伤风是破伤风的一种类型,约占破伤风病例总数的80%。婴儿出生后3～14天(平均7天)出现症状,首发症状常表现为不能吸吮、烦躁不安、啼哭不止。继而牙关紧闭、眉举额皱、口角上牵、颈部强直,进而发展为肌肉僵硬、全身抽搐。少数患儿可因频繁痉挛引起缺氧窒息,或因继发感染而死亡。

破伤风杆菌的芽孢广泛分布于土壤和马、羊、牛、狗、猫、鼠、鸡等动物及人的肠道和粪便中,使用粪便施肥的土壤中可含有大量芽孢。破伤风杆菌不会在人与人、人与动物之间传播,该病有感染性而无传染性。主要为创伤感染,破伤风杆菌经伤口进入人体;或使用不洁的器械切割脐带,或用受污染的敷料处理脐带,使脐带伤口污染破伤风杆菌而感染。此外还有产道、耳道和手术后感染,以及烧伤、动物咬伤、口腔感染等途径。人群对破伤风普遍易感,患者恢复后不能产生病后免疫,因此不能防止再次发生破伤风。

▶ 4. 什么是破伤风？

破伤风杆菌并不是一种稀罕的细菌，它在我们周围广泛存在，灰尘、土壤、人或动物的粪便中都可能有大量的破伤风芽孢。破伤风的典型表现有咀嚼肌痉挛导致苦笑面容、牙关紧闭；持续性背部肌肉痉挛导致角弓反张；自主神经系统功能紊乱产生心律不齐和因大量出汗导致脱水。

芽孢通过伤口进入人体，在无氧的条件下，休眠状态的芽孢就会转变成活跃的破伤风杆菌，释放毒性极强的"破伤风痉挛毒素"。

破伤风杆菌厌氧和外毒素致病的特性决定了破伤风并不是一种人传人的疾病，致病是因为在局部伤口形成了厌氧微环境，比如窄而深，有泥土或异物污染的伤口；大面积创伤，坏死组织多，局部组织缺血的伤口；同时有需氧菌或碱性厌氧菌混合感染的伤口。

▶ 5. 如何预防破伤风？

预防破伤风最有效的途径是接种含破伤风类毒素成分的疫苗。

在上海市儿童免疫程序中，儿童可以在3月龄、4月龄、5月龄和18月龄时各接种1剂百白破疫苗（也可选择相应的自费疫苗替代），并在6岁接种1剂白破疫苗。6岁以上儿童及成人外伤后的处置，主要是根据外伤伤口性质和既往破伤风疫苗的免疫史决定，如下表所示。

既往免疫史	最后1剂注射至今时间	伤口性质	TTCV[a]	HTIG/F(ab')$_2$/TAT[b]
全程免疫[c]	＜5年	所有类型伤口	无需	无需
全程免疫	≥5年且＜10年	清洁伤口	无需	无需
全程免疫	≥5年且＜10年	不洁或污染伤口	加强1剂	无需
全程免疫	≥10年	所有类型伤口	加强1剂	无需
非全程免疫或免疫不详	—	清洁伤口	全程免疫	无需
非全程免疫或免疫不详	—	不洁或污染伤口	全程免疫	需要

（注：a. TTCV（tetanus toxid-containing vaccine），破伤风类毒素疫苗，包括吸附破伤风疫苗（tetanus vaccine, absorbed, TT）、吸附白喉破伤风联合疫苗（diphtheria and tetanus combined vaccine, absorbed, DT）以及吸附无细胞百日咳白喉破伤风联合疫苗（diphtheria, tetanus and acellular pertussis combined vaccine, absorbed, DTaP）等。b. HTIG（human tetanus immunoglobulin），破伤风人免疫球蛋白；F（ab'）$_2$，马破伤风免疫球蛋白；TAT（tetanus antitoxin），破伤风抗毒素；HTIG/F（ab'）$_2$/TAT均为破伤风被动免疫制剂。c. 全程免疫史指既往接种过3剂次破伤风类毒素疫苗。）

七、 6月龄,乙肝疫苗(第三剂,共3剂),A群流脑多糖疫苗(第一剂,共两剂),肠道病毒71型灭活疫苗(EV71病毒灭活疫苗)、流感疫苗

满6月龄的宝宝需要接种乙肝疫苗第三剂和A群流脑多糖疫苗第一剂。此外还可以选择接种EV71病毒灭活疫苗和流感疫苗(如果正逢当年10月~次年2月的流感疫苗上市期)。

接种安排建议:乙肝疫苗和流脑疫苗是免疫规划疫苗,EV71病毒灭活疫苗是非免疫规划疫苗,如果接种时间冲突应优先接种免疫规划疫苗。

▶ 1. 这个月的宝宝抵抗力明显降低,容易生病,导致疫苗推迟接种怎么办?

尽量按预约日期进行,如遇到特殊情况(如接种当日身体不适或因事未能前往接种等)可以推迟。

推迟接种不会对疫苗的效果造成影响,但推迟期间宝宝可能没有足够的免疫力,会增加患病风险,建议宝宝身体恢复后尽早接种疫苗。

▶ 2. 乙肝疫苗接种完3针后,能保护多长时间?

从目前的资料来看,接种乙肝疫苗可形成长期有效的保护,最长可超过20年,所以对一般人群我们是不建议加强免疫的。但是对乙肝感染高风险人群,如果表面抗体定量检测结果低于

10 mIU/ml,建议加强免疫。

▶ 3. 如何确定是否产生乙肝抗体？如果没有产生抗体，还需要再次接种吗？

新生儿全程接种3针乙肝疫苗后，一般不需要进行抗体（抗-HBs）检测。但如果母亲为HBsAg阳性时，建议在新生儿完成乙肝疫苗全程接种1～2个月后进行HBsAg和抗-HBs检测，如抗-HBs＜10 mIU/ml，可按照间隔0、1、6月的免疫程序再次接种3剂乙肝疫苗。

流行性脑脊髓膜炎（epidemic cerebrospinal meningitis，简称流脑），是由脑膜炎奈瑟菌引起的化脓性脑膜炎。我国曾是流脑的高发国家之一，1949年之后出现过4次大流行，其中1967年发病率高达403/10万。自1982年A群流脑多糖疫苗开始应用后，流脑的发病得到有效控制。脑膜炎双球菌可分为A、B、C、29E、H、I、K、L、W135、X、Y、Z 12个血清群，对人类致病的90%以上为A、B、C 3个血清群。我国以往流脑流行主要以A群为主，随着疫苗的广泛使用，近些年由A群流脑病毒所致的流脑总体呈减少趋势，中国流行菌群呈现A、B、C、W、X、Y等血清群多元化流行特点。不同血清群的临床意义见下表。

血清群	特　征
A	全球流脑的首要原因 在非洲和中国流行最广，在欧洲和美洲罕见
B	在许多地区地方性流行的重要原因 婴幼儿致病的主要血清型
C	在欧美地方性流行的重要原因 在学校/社区常暴发
Y	与肺炎相关 20世纪90年代在美国出现，后在哥伦比亚出现
W135	早年在全球病例里所占比例很低 2000年曾暴发，引起全球许多国家传播 我国有病例增多的趋势

本病潜伏期2～10天（平均为4天）。主要临床表现为突然发热、剧烈头痛、喷射状呕吐、皮肤瘀斑、瘀点及颈项强直等脑膜刺激征。少数患者可发生有明显全身中毒症状的败血症；若为暴发型病例则起病急骤，病情变化迅速，病势严重，可出现紫癜、休克等，如不及时治疗可于24小时内危及生命，即便给予适宜的治疗，病死率仍可高达10%以上。幼儿发病多不典型，除常见高热、呕吐、嗜睡外，还多见极度不安与惊厥、拒乳、尖叫、腹泻、咳嗽、双目凝视、颈项强直和布氏征阳性，其他脑膜刺激征可能缺项。前囟未闭者多见隆起，呕吐频繁而失水者也可出现囟门下陷。

经治疗后10%～20%的存活者将留有长期后遗症,主要有脑膜炎(47.3%)、菌血症(43.3%)、肺炎(6%)、关节炎(2%)、中耳炎(1%)、会厌炎(0.3%);如第六颅神经受损,引起斜视,感染扩展到内耳可造成部分或完全耳聋;如引起虹膜脉络膜炎,可进展为全眼球炎,并有导致永久失明的危险。此外对个别病人可造成肢体运动障碍、失语、大脑功能不全、癫痫、脑脓肿等症状。慢性病人,尤其是婴幼儿可发生脑积水和硬膜下积液。

本病主要发生于15岁以下儿童,以6月龄至两岁的婴幼儿发病率最高。

A群流脑多糖疫苗

工艺: A群流脑多糖疫苗是指A群脑膜炎奈瑟菌多糖疫苗,用于预防A群脑膜炎奈瑟菌引起的流行性脑脊髓膜炎。

免疫程序: 适用于6个月～15岁少年儿童接种。基础免疫注射两针,从6月龄开始,每针间隔3个月;3岁以上儿童只需注射1次。根据需要每3年复种1次。在遇到流行的情况下,可扩大年龄组做应急接种。

疫苗组分: 用A群脑膜炎奈瑟菌培养液,经提取获得的荚膜多糖抗原,纯化后加入适宜稳定剂冻干制成。

接种禁忌：① 对疫苗中任一组分过敏者或上次接种后出现异常反应者；② 急性疾病、严重慢性疾病、慢性疾病的急性发作期患者和高热者；③ 脑病、未控制的癫痫患者和其他进行性神经系统疾病者。

▶ **4. 流脑疫苗有很多种,有何差别? 可以重复接种吗?**

多种流脑疫苗在适用年龄和疫苗覆盖血清型上存在差别,可自愿选择替代接种。

A群流脑多糖疫苗是免疫规划疫苗,用于6月龄和9月龄儿童的接种;A+C群流脑多糖疫苗,用于3岁和6岁儿童的接种。另外,上海同时也提供A+C群流脑多糖结合疫苗、A+C群流脑-Hib联合疫苗和ACYW135群流脑多糖疫苗,可自愿自费选择替代接种。

多种流脑疫苗彼此之间的区别主要在于覆盖的血清型。比如接种A+C群流脑疫苗可同时预防A群、C群的脑膜炎奈瑟菌感染;接种ACYW135流脑疫苗可同时预防A、C、Y和W135群的脑膜炎奈瑟菌感染。

手足口病(hand foot and mouth disease, HFMD)是一种儿童传染病,又名发疹性水疱性口腔炎。多发于5岁以下的儿童,以手、足和口腔黏膜疱疹或破溃后形成溃疡为主要临床症状,是一种自限性疾病。少数患儿可出现心肌炎、肺水肿、无菌性脑膜脑炎等并发症。2008年,我国将手足口病纳入丙类传染病管理。

引发手足口病的肠道病毒有二十多种(型),柯萨奇(coxsackie)病毒A组的16、4、5、9、10型,B组的2、5型,以及EV71均为手足口病较常见的病原体,其中以EV71和Cox A16最为常见。潜伏期为2～7天,多以发热起病,早起有咳嗽流涕等上呼吸道感染症状,1～2天后,口腔黏膜、唇内可出现疱疹,疱疹破溃后形成溃疡,疼痛感较重,患儿常表现出烦躁、哭闹、流口水,不吃饭等不适;口腔疱疹后1～2天可在患儿的手心、足心及臀部出现皮肤斑丘疹,以脚心部最多,疱疹呈圆形或椭圆形扁平,小至米粒,大至豌豆大小,一般7天左右消退,不会造成瘢痕,更不会留下印迹。

小儿手足口病是一种病情较轻的自愈性疾病,绝大部分患儿预后较好,少数重症患儿可发病1～5天后出现脑炎、脑脊髓炎、脑膜炎、肺水肿,以及循环衰竭等。

病人、隐性感染者和无症状带毒者为主要传染源。患者在发病1～2周自咽部排出病毒,3～5周从粪便中排出病毒,疱疹液中含大量病毒,破溃时病毒即溢出。带毒者和轻型散发病例是流行间歇和流行期的主要传染源。病毒可通过唾液、疱疹液、粪便污染患儿的手,或污染的物品(毛巾、手绢、牙杯、玩具、食具、奶具以及床上用品、内衣等)引起间接接触传播;患者咽喉分泌物及唾液中的病毒可通过飞沫传播;如接触被病毒污染的水源,亦可经水感染;门诊交叉感染和口腔器械消毒不合格亦是造成传播的原因之一。

人群普遍易感,感染后多数表现为隐性感染,感染后可获得免疫力。由于感染不同病原型别后产生的抗体缺乏交叉保护力,因此,人群可反复感染发病,尤以3岁及以下年龄组的发病率最高。

手足口病分布极广泛,无严格地区性。四季均可发病,以夏秋季多见,常见于4～9月份,冬季的发病较为少见。流行期间托、幼机构易发生集体感染。家庭也有此类发病集聚现象。

EV71病毒灭活疫苗是指肠道病毒71型灭活疫苗,除了可预防由EV71感染导致的手足口病外,还可预防EV71导致的其他疾病,比如疱疹性咽峡炎、上呼吸道感染、胃肠炎、病毒疹、支气管炎、肺炎等。

工艺:EV71病毒疫苗是灭活疫苗。

免疫程序:适用于6个月～5岁易感者接种,基础免疫程序为2剂次,间隔1个月。

疫苗组分:灭活的EV71病毒等。

接种禁忌:已知对EV71病毒灭活疫苗任何一种成分过敏者,发热、急性疾病期患者以及慢性疾病急性发作患者不得接种。如有下列情况,应在决定是否接种时慎重考虑或咨询临床医生:① 患有血小板减少症或者出血性疾病者,肌肉注射该疫苗可能会引起注射部位出血;② 正在接受免疫抑制治疗或免疫功能缺陷的患者,接种该疫苗产生的免疫应答可能会减弱,接种应推迟到治疗结束后。但对慢性免疫功能缺陷的患者,即使基础疾病可能会使免疫应答受限,也推荐接种;③ 未控制的癫痫患者和其他进行性神经系统疾病(如格林—巴利综合征等)患者,应慎重考虑是否接种该疫苗。

▶ 5. 手足口病对儿童的危害大吗?

手足口病是一种儿童高发的传染病。

临床上将手足口病分为轻症病例和重症病例,轻症的手足口病患儿只要对症处理后能自愈,也不会留有后遗症。少数患儿,尤其是3岁以下孩子,发病时可能会累及呼吸系统、循环系统、中枢系统,个别重症患儿病情进展快,可致死亡。

	轻　症	重　症
症状	发热、咳嗽、流鼻涕,手、足、口腔等部位出现皮疹或疱疹	持续高热、呕吐嗜睡、肢体抖动、呼吸困难等
病程	7～10天	发病1～5天后会出现脑膜炎、脑炎、肺水肿、心肌炎等,甚至死亡
治疗	对症治疗,在医生的指导下使用解热镇痛药等;居家休息,加强护理,1～2周就会自愈	留院观察或者住院监护治疗

▶ **6. 接种EV71病毒疫苗就不会得手足口病了吗?**

接种EV71病毒疫苗可有效预防重症病例和死亡病例。

手足口病可以由肠道病毒71型(EV71)、柯萨奇A组16型(CVA16)、埃可病毒等多种病原感染引起。EV71感染后可引起手足口病,还可导致疱疹性咽峡炎、上呼吸道感染、胃肠炎、病毒疹、支气管炎、肺炎等。接种EV71病毒疫苗其实是预防EV71感染导致的疾病,但如果是CVA16感染,EV71病毒疫苗就没有办法预防了。

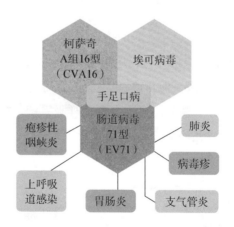

研究发现,74%的重症病例和93%的死亡病例检出EV71感染,因此接种EV71病毒疫苗对于预防重症病例和死亡病例的发生有重要的意义。

▶ **7. 宝宝在什么年龄接种EV71病毒疫苗最佳?**

EV71病毒疫苗的接种年龄段为6月龄~5岁,12月龄前完成接种为最佳。

　　婴儿获得的母传抗体在5～11月龄时为最低水平，而手足口病发病高峰在1～两岁，因此建议6月龄以上的儿童接种EV71病毒疫苗，且越早接种越好，以便尽早发挥保护作用。

▶ 8. 已经得过手足口病的宝宝们还需要接种EV71病毒疫苗吗？

　　手足口病可以由多种病原引起，如果宝宝所得的手足口病不是由EV71感染引起的，或者不清楚是什么病原体感染引起的，可以选择接种EV71病毒疫苗预防对应病原体感染。

　　流行性感冒（简称流感）是由流感病毒引起的急性呼吸道传染病，病原体为甲、乙、丙3型流感病毒。根据病毒颗粒核蛋白（NP）和基质蛋白（MP）的不同分为甲（A）、乙（B）和丙（C）3个基本抗原型。甲型和乙型病毒易产生变异，常导致大流行。甲型流感病毒依据血凝素（hemagglutinin, HA）和神经氨酸酶（neuraminidase, NA）的抗原性可分为许多亚型。目前有16个HA亚型和9个NA亚型。3种红细胞凝集素（H1、H2、H3）在人体中对病毒吸附细胞起重要作用。2种神经氨酸酶（N1、N2）对病毒侵入细胞起重要作用。但只有甲1（H1N1）和甲3（H3N2）亚型与广泛传播引起的流行有关。在感染人类的3种流感病毒中,甲型流感病毒有着极强的变异性,乙型次之,而丙型流感病毒的抗原性非常稳定。

流感的潜伏期一般为1～4天,平均两天。人感染流感病毒后约50%的感染者会发展为典型的流感临床症状,表现为突然发热、全身酸痛、乏力、咽喉痛、鼻塞、干咳和头痛等特征。发热可达38℃～38.9℃,一般持续2～3天后渐退,全身症状也逐渐好转,多数病人其他症状可自限,但通常咳嗽很严重且持续时间较长。最常见的并发症是肺炎,以继发性细菌性肺炎(如肺炎链球菌、流感嗜血杆菌或金黄色葡萄球菌)最为常见,原发性流感病毒性肺炎是不太常见的并发症,但病死率高,此外还可引起少见的Reye's综合征、中毒性休克综合征等。

人类是乙型和丙型流感病毒的唯一已知的传染源。甲型流感病毒既可以感染人,也可以感染禽类和哺乳动物(如猪),并作为贮存宿主,在动物中广泛分布,并能在动物中引起流感流行和造成大量动物死亡。病人和携带病毒的动物是主要传染源,从潜伏期末即有传染性,发病之初传染性最强。传染期一般为5～7天,婴儿和低龄儿童排毒时间可持续到发病后第二周。体温正常后不再排毒。

流感病毒主要通过感染者呼吸道分泌物的大颗粒飞沫和小微粒气溶胶传播。病毒大量地存在于唾液、鼻液及痰液中,并随喷嚏、咳嗽等流感症状而被排出和扩散;也可以通过直接或间接接触呼吸道分泌物，如接触被流感病毒污染的物体表面，然后再接触眼睛、鼻子或口腔，而发生传播。儿童日托机构和学校是社区内流感传播的主要场所。

人群对流感普遍易感。一般情况下，流感对体质虚弱的人群危害最大，包括儿童、老年人、慢性疾病患者。流感对人们健康最大的威胁是并发症，对老少病弱等体质虚弱的人，流感并发症可以是致命的。在流感大流行期间及大流行间期，儿童受到流感袭击的可能性最大。据调查，美国在流感流行期间，学龄前儿童占到40%以上；小于6月龄的婴儿与流感相关的平均超额住院率达到1 000例/10万；有高度严重感染风险的儿童，每年平均超额住院率高出健康儿童的5倍。儿童感染流感病毒后，并可在社区中传播给其他儿童。因此，儿童是重要的传染源。最早的病例出现在学龄儿童。美国一项临床研究（密歇根州）和日本全国的经验都表明，为学龄儿童接种疫苗能够降低流感向其他年龄组的传播。

流感疫苗

工艺：三价流感疫苗和四价流感疫苗都是灭活疫苗，三价鼻喷流感疫苗是减毒活疫苗。

免疫程序：三价流感疫苗可用于6月龄及以上人群接种，分为儿童剂型和成人剂型，根据疫苗产品说明书接种1～2剂。三价鼻喷流感减毒活疫苗，用于3～17岁人群，接种1剂（每侧鼻孔内喷0.1 ml）。四价流感疫苗可用于3岁及以上人群接种，接种1剂。这3种疫苗都需要每年接种。

疫苗组分：甲1型、甲3型和乙型流行性感冒病毒株血凝素等。

接种禁忌：① 小于两岁的儿童；② 有过敏史尤其对疫苗组分（包括鸡蛋）过敏者；③ 小于18岁的长期服用阿司匹林或其他水杨酸酯的儿童和青少年；④ 有格林—巴利综合征病史者；⑤ 哮喘、反应性呼吸道疾病、肺或心血管系统其他慢性病患者；⑥ 糖尿病、肾功能不全或血红蛋白血症等代谢性疾病治疗期的患者；⑦ 免疫缺陷病或免疫抑制患者。

▶ 9. 流感疫苗分三价和四价，怎么选择？

根据宝宝年龄来选择。

6～35月龄的宝宝只能接种三价流感疫苗，需要接种两剂，不同厂家的产品接种程序不一样，具体应根据疫苗产品说明书中的规定进行接种。3岁以上儿童可以选择三价或者四价，和成人是一样的疫苗。

▶ **10. 鸡蛋过敏的宝宝可以接种流感疫苗吗?**

告知接种医生,根据实际情况决定是否接种。

流感疫苗是通过鸡胚细胞培养的。尽管基于目前的流感疫苗生产工艺,鸡蛋过敏者接种流感疫苗后发生过敏的风险极低,但限于疫苗产品说明书中的规定,鸡蛋过敏目前仍属于接种禁忌。当然,如果宝宝平时吃鸡蛋不过敏,就可以正常接种流感疫苗,无需特地去做过敏原测试。

▶ **11. 对其他食物过敏的宝宝可以接种疫苗吗?**

不在过敏的发作期可以接种。

近年来,我国儿童食物过敏患病率呈上升趋势。在重庆、珠海、杭州3个城市开展的一项调查显示,0~两岁儿童的食物过敏检出率为5.6%~7.3%,平均每20个宝宝就有1个存在食物过敏的情况。最多见的致敏食物有牛奶、鸡蛋、花生、坚果、甲壳类、贝类、鱼、小麦和大豆,有些宝宝接触了会引起不同程度的过敏反应,如出现湿疹、过敏性鼻炎、哮喘等症状。

随着疫苗纯化工艺的不断改进,疫苗中基本不会残留异性蛋白。因此,绝大多数食物过敏的宝宝都可以按照免疫程序正常接种疫苗。如果宝宝处于食物过敏的急性发作期,如并发哮喘、荨麻疹等,那么还是建议暂缓接种,等症状缓解后再接种。

▶ **12. 流感疫苗为何每年都要接种?**

因为流感病毒变异快。

流感病毒的变异速度很快,会不断出现新的变异毒株,所以可在人群中广泛传播,造成反复感染和发病。另外,考虑到流感疫苗的保护作用只可维持6～8个月,因此,建议每年接种流感疫苗。

▶ 13. 为什么每年10月后才开始接种流感疫苗?

与流感监测和疫苗供应有关。

WHO根据全球流感监测结果,每年2月和9月,分别对北半球和南半球下一个流感季节的季节性流感流行株进行预测性推荐。各生产厂家根据推荐的流行株安排生产流感疫苗,生产出的疫苗还要再经过一系列检测审批流程,所以每年要到下半年才有流感疫苗上市供应。

▶ 14. 打了流感疫苗就能不得流感吗?

迄今为止,任何疫苗的保护效果都不能达到100%。

此外,由于流感病毒容易变异,所以每年用于制作疫苗的病毒株是由WHO基于全球流感监测结果进行预测的。且针对不同型别和亚型的流感病毒的保护效果存在明显差异。虽然接种疫苗无法完全预防流感的发生,但可以在一定程度上降低发病风险以及发生流感相关并发症的风险。

▶ 15. 流感和普通感冒有什么区别?

病原体和疾病严重程度不一样。

流感,顾名思义,即流行性感冒,它的流行速度快、传播广泛,患者出现高热可达39℃~40℃,而且容易引起并发症,如肺炎、心肌炎等,通常恢复期需要1~2周。

　　普通感冒相对而言就真的普通多了,一般无发热及全身症状,或仅有低热。无并发症的普通感冒一般5~7天后可痊愈。

	普通感冒,又称为上感(上呼吸道感染)等	流　感
病　原	以病毒为主(鼻病毒、冠状病毒等)、少数由细菌(溶血性链球菌等)或支原体引起	流感病毒(甲型、乙型、丙型)
传染性	有,经喷嚏、飞沫在空气中传播,或经污染的手和用具接触传播	有,通过接触或空气飞沫传播。其中甲型流感病毒容易引发大流行
潜伏期	短,1天左右	稍长,1~3天
高发季节	一年四季均可发生	北方以冬季为主,南方则为冬夏两季
发病频率	可一年多次	一般不会一年多次
主要症状	以上呼吸道炎症为主,如喷嚏、鼻塞、流涕、咳嗽、咽痛等,严重者会发热、头痛	以全身症状为主,如高热、头痛、乏力、全身肌肉酸痛等,以及眼结膜炎
并发症	急性鼻窦炎、中耳炎、支气管炎等,少数可并发病毒性心肌炎	年老体弱者易并发肺炎、呼吸衰竭、循环衰竭等易危及生命的严重症状
治　疗	以休息、对症治疗(镇咳、化痰)为主,症状不严重时一般不需服用抗生素	应尽快服用抗流感病毒的专门药物,并辅助以对症治疗
是否能用疫苗预防	不能,应增强体质、改善营养、避免受凉和过度劳累	可通过每年接种流感疫苗进行预防

了解更多关于流感和
普通感冒的防治知识，
请扫描二维码。

《普通感冒VS流感
傻傻分不清楚》

八、8月龄，麻腮风疫苗（第一剂，共3剂），乙脑疫苗（第一剂，共两剂）

麻腮风疫苗和乙脑疫苗首针都属于免疫规划疫苗，可以安排在同一天不同部位接种。

麻疹是一种古老的疾病，早在公元165年和251年罗马帝国就有大规模麻疹的流行，我国在162年和310年也有流行的记载。麻疹病毒属副黏病毒科麻疹病毒属，只有1个血清型，通过对麻疹病毒基因组测序，迄今已发现23种不同的基因型。潜伏期约10天（7～21天），在潜伏期末期，患者出现高热、咳嗽、鼻炎和结膜炎等前驱症状，发热可达39～40℃，2～3天后口颊黏膜上产生灰白色的小点，称柯氏斑（Koplik斑），是早期诊断麻疹的标志。发热2～5天后，患者可出现典型的斑丘疹，先见于耳后、发际、前额、面、颈部，再自上而下波及躯干和四肢、手掌足底，疹间有正常皮肤。出疹时体温达到高峰，全身症状加重。皮疹出齐后体温开始下降,皮疹也依出疹顺序逐渐隐退,出疹的时间一般3天出齐,4天出透,5天退疹,7天退净。疹后有褐色素沉着和糠皮样脱屑。

麻疹的严重程度差异很大,取决于宿主和环境等许多因素。严重的或致死性麻疹的高危因素包括:年龄在5岁以下;生活在过度拥挤的环境中;营养不良(通常是维生素A缺乏);有免疫系统疾病等。常见的并发症有肺炎、脑炎、中耳炎等,以肺炎最多见。

麻疹是经呼吸道传播的人类疾病,没有动物宿主,具有高度传染性。麻疹的传染源是病人,患者在出疹前4天至出疹后4天均具有传染性。

腮腺炎是一种主要影响唾液腺的病毒感染性疾病。腮腺炎病毒属于副黏病毒科副黏病毒属的单股RNA病毒,只有1个血清型,有A~J 10个基因型。

潜伏期为14~25天,平均18天。多数患者无前驱期症状,少数病例在前驱期可出现倦怠、肌肉酸痛、眼结膜炎、咽炎,偶尔出现脑膜刺激症状。发病后,多数病例起病急,发病1~2天后出现颧骨弓或耳后疼痛,然后唾液腺肿大,体温上升可达40℃。腮腺最常受累,通常一侧腮腺肿胀后2~4天累及对侧,双侧腮腺肿胀者约占75%。腮腺肿痛明显,有轻度触痛及感觉过敏,表面灼热,但多不发红。因唾液腺管的阻塞,当进食酸性食物促使唾液分泌时疼痛加剧。腮腺肿大2～3天达高峰,持续4～5天后逐渐消退。有时颌下腺或舌下腺会同时受累,颌下腺肿大时颈前下颌处明显肿胀,可触及椭圆形腺体;舌下腺肿大时,可见舌下及颈前下颌肿胀,并出现吞咽困难。

腮腺炎的并发症以脑膜炎和睾丸炎为常见。约15%的病人可发生无菌性脑膜炎,20%～50%的青春期后男性易发生睾丸炎。相关的并发症还有耳聋、卵巢炎、乳腺炎和胰腺炎、流产等,但均极其少见。

腮腺炎经呼吸道传播,早期病人和隐性感染者都是传染源。病人自腮腺出现肿大前6天至肿大后9天,均可从唾液中分离到病毒,此期间有高度的传染性。隐性感染者在流行期内可占30%～50%,也是重要传染源。

风疹病毒属披膜病毒科风疹病毒属,现已知只有1种血清型,有两个亚型,至少包含7个基因型。风疹病毒可在胎盘或胎儿体内生存增殖,产生长期、多系统的慢性进行性感染。

按感染风疹病毒的时间有后天性风疹和先天性风疹两种,两者的临床表现不完全相同。后天性风疹潜伏期为14～21天。前驱期有低热和类似感冒的症状,常因症状轻微或时间短暂而被忽略。发病时以发热、皮疹及耳后、枕下及颈部淋巴结肿大和疼痛为特征,淋巴结肿大通常在出疹前1周出现并持续1周左右。皮疹在淋巴结肿大后24小时出现,首先在面部出现浅红色斑丘疹,24小时内遍及颈、躯干、手臂,最后至足部。常是面部皮疹消退而下肢皮疹方现。一般历时3天,出疹后脱皮极少。风疹的皮疹比麻疹轻微且不融合。典型风疹呈粉红色斑点样皮疹,易与斑块样暗红色斑丘疹样的麻疹相区别。在前驱期末和出疹早期软腭处可见红色点状黏膜疹,与其他病毒感染所致黏膜疹相似,无特异性。出疹时可伴低热,持续1~3天,轻度脾肿大常见。

并发症极少见,一般成人比儿童多见。可出现关节痛和关节炎、血小板减少性紫癜、睾丸炎、神经炎等并发症,预后均良好。先天性风疹综合征的内容在第一章已有阐述。

风疹传染源主要有临床病人、先天性风疹患儿及亚临床感染的儿童。儿童感染后有25%~50%不表现临床症状,但能从其鼻咽部分离到病毒。

麻腮风疫苗

工艺:麻腮风疫苗属于减毒活疫苗。

免疫程序:全程接种3剂,分别为8月龄、18月龄和6岁各1剂。

疫苗组分：减毒的麻疹活病毒抗原、减毒的腮腺炎活病毒抗原和减毒的风疹活疫苗抗原等。

接种禁忌：① 对疫苗中任一成分过敏者；② 患有白血病、淋巴瘤、严重恶性疾病，或正在接受大剂量类固醇类激素、烷化剂或抗代谢物治疗的患者；③ 免疫功能缺陷或严重低下者；④ 轻度感染一般不视作疫苗接种的禁忌证，但如患者出现高热或其他提示严重疾病的体征，应暂缓接种。

▶ 1. 为什么上海8月龄的宝宝接种麻腮风疫苗而不是麻风疫苗？

可以让宝宝体内提早产生流行性腮腺炎的抗体。

自2020年8月1日起，上海调整了含麻疹成分疫苗的免疫程序，原8月龄接种的麻风疫苗调整为麻腮风疫苗，原4岁接种的麻腮风疫苗延后至6岁接种，由此可以使疫苗的保护期限维持更久。

▶ 2. 鸡蛋过敏的宝宝可以接种麻腮风疫苗吗？

可以。

麻腮风疫苗是用鸡胚成纤维细胞培养而成，这些细胞虽然来自鸡胚，但并不同于用鸡胚（小鸡尚未孵化完成的鸡蛋）直接培养,所以,麻腮风疫苗中并不含有鸡蛋蛋白成分。即使对鸡蛋过敏的宝宝,仍可以放心接种。

鸡蛋过敏曾经被列为麻疹疫苗和腮腺炎疫苗接种的禁忌证,但是后来经大量研究证明,对鸡蛋过敏的宝宝接种麻疹疫苗和腮腺炎疫苗是安全的。在我国,2010年、2015年版《中华人民共和国药典》中,都已经将鸡蛋过敏从麻疹疫苗、腮腺炎疫苗禁忌证中删掉了。

▶ 3. 宝宝接种麻腮风疫苗后出疹子了,怎么办?

注意宝宝状况,必要时就医。

接种麻疹类减毒活疫苗后(麻疹疫苗、麻风疫苗、麻腮风疫苗等)会出现与疾病类似的免疫反应。疫苗接种后7～14天,少数宝宝会出现类似麻疹的皮疹,并可能同时伴有低热。皮疹一般出现在耳后、面部、四肢或躯干,多少不均,可以散在发生或融合成片。

随着体内抗体的产生,病毒被清除,这些症状会逐渐消失,这一类型的皮疹一般不需要处理,可以自行痊愈,对健康无碍,也没有传染性。这一期间多关注宝宝的生理及精神状态,如遇病情加重,体温持续升高,则需尽快就医。

宝宝接种疫苗后出疹子,还可能是宝宝对疫苗中某些成分过敏所表现出的过敏反应,如果出现过敏症状,应及时去医院就诊。常见的过敏反应,如荨麻疹,一般在接种后数小时至数日后发生。起初表现为皮肤潮红瘙痒,随后出现水肿性红斑,呈风疹团。皮疹大小不等,压之褪色。可能同时伴有面部、口唇或喉头水肿。荨麻疹会反复或成批出现,速起速退,消退后不留痕迹。

流行性乙型脑炎（epidemic encephalitis B，乙脑）是由乙脑病毒引起经蚊媒传播的一种急性自然疫源性传染病，临床上以高热、意识障碍、惊厥、呼吸衰竭及脑膜刺激征为特征。乙脑病毒属虫媒病毒乙组的黄病毒科，各地的基因型分布有所不同，但都属于同一血清型，各基因型毒力和增殖宿主基本无差别。

潜伏期为4～21天，一般为10～14天。人体感染病毒后是否发病及疾病的严重程度取决于感染病毒的数量和毒力以及机体的免疫力。多数人感染后无症状，但血液中抗体升高，这被称为隐性感染；部分人出现轻度的呼吸道症状，为轻型病例；极少数患者因病毒通过血脑屏障造成中枢神经系统病变而出现脑炎症状。

典型病例发病急，体温在1～2天内升高到39～40℃，伴有头痛、神情倦怠、食欲差、嗜睡、恶心和呕吐症状，少数患者可出现神志淡漠和颈项强直。进入病程第4～10天，除上述症状加重外，突出表现为脑实质受损的症状。高热、抽搐及呼吸衰竭是乙脑的严重表现，三者互相影响，呼吸衰竭为引起死亡的主要原因。

经治疗后，患者体温逐渐下降，神经系统和体征日趋好转，一般患者于2周左右可完全恢复；但重型患者需1～6个月才能逐渐恢复，5%～20%的重型乙脑病人有后遗症。后遗症主要为三大类：心理、智力和身体后遗症。

这些后遗症包括失忆,认知障碍,行为障碍,抽搐,运动无力或瘫痪以及语调和协调障碍等。

乙脑是一种人畜共患的自然疫源性疾病,主要传染者是家畜、家禽。蚊虫是本病的传播媒介,库蚊、伊蚊、按蚊的某些种类以及其中的三带喙库蚊是本病的主要传播媒介。蚊虫吸血后,病毒先在其肠道内繁殖,然后移行至蚊唾液腺增殖,病毒可增加5万~10万倍。蚊虫受感染10~12天后,即可通过叮咬传给人和动物。蚊虫感染乙脑病毒后,不仅可带病毒越冬,而且病毒可经蚊卵传代,从而成为乙脑病毒的长期储存宿主。此外,蠛蠓(miè měng)也可能成为本病的传播媒介。

人群对乙脑病毒普遍易感,但感染后仅少数发病,多数为轻型或隐性感染,显性感染与隐性感染之比可达1∶1 000~1∶2 000。故患者多散在发生,家庭或邻里很少发生两例以上病例。人群感染后可获得持久免疫力,再次发病者极少见。流行地区人群往往经多次隐性感染而获得抗感染免疫,故发病者多为免疫力弱的儿童。

乙脑疫苗有两种,乙脑减毒活疫苗和乙脑灭活疫苗。乙脑减毒活疫苗属于免疫规划疫苗,共接种两剂,宝宝在8月龄和两岁各接种1剂。乙脑灭活疫苗属于非免疫规划疫苗,可用于替代乙脑减毒活疫苗,共接种4剂,宝宝在8月龄接种两剂,两剂间间隔7~10天,而后在两岁和6岁各接种1剂。

有以下情况者不能接种乙脑减毒活疫苗:① 对疫苗成分过敏者;② 急性疾病、严重慢性疾病、慢性疾病的急性发作期患者和发热者;③ 免疫缺陷病、免疫功能低下患者或正在接受免疫抑制治疗者;④ 脑病、未控制的癫痫患者和其他进行性神经系统疾病患者。

有以下情况者不能接种乙脑灭活疫苗:① 对疫苗成分过敏者;② 急性疾病、严重慢性疾病、慢性疾病的急性发作期患者和发热者;③ 脑病、未控制的癫痫患者和其他进行性神经系统疾病患者。

▶ 4. 乙脑减毒活疫苗和乙脑灭活疫苗有什么区别?

两种疫苗都能有效预防乙脑,但生产工艺不同。

上海目前选用乙脑减毒活疫苗为适龄儿童提供免费接种,乙脑灭活疫苗为自费疫苗,供家长自愿自费选择接种。

	乙脑减毒活疫苗	乙脑灭活疫苗
生产工艺	减毒活疫苗	灭活疫苗
适用人群	8月龄以上儿童	6月龄~10岁儿童

续　表

	乙脑减毒活疫苗	乙脑灭活疫苗
接种次数	儿童全程两剂 8月龄、两岁各接种1剂	儿童全程4剂 8月龄两剂(间隔7～10天), 两岁和6岁各接种1剂 (儿童和成人接种程序不 同,详询接种点医生)
疫苗价格	免费	自费
间隔要求	接种当天可以和其他减 毒活疫苗、灭活疫苗同 时接种。若后续需接种 其他减毒活疫苗(相同 接种途径),应至少间隔 28天	除其他疫苗说明书明确不 可同时接种的以外,与其 他减毒活疫苗、灭活疫苗 之间无特殊间隔要求

▶ 5. 麻疹类疫苗、乙脑疫苗可以和其他疫苗一起接种吗?

可以。

多种疫苗在不同部位同时接种,可以减少往返接种门诊次数,这也是预防接种技术的发展方向。目前并无证据表明两种或多种疫苗同时接种会显著增加不良反应风险。

九、9月龄,A群流脑多糖疫苗(第二剂,共两剂)

9月龄需免费接种第二剂A群流脑多糖疫苗。关于流脑疾病和疫苗相关知识请回到6月龄章节了解。

十、12月龄，水痘疫苗（第一剂，共两剂）

上海市水痘疫苗的免疫程序为接种两剂，即儿童在12月龄和4岁可分别免费接种1剂。

水痘是由水痘—带状疱疹病毒（VZV）引起的，以发疹为特征，具有高度传染性的急性病毒性传染病，原发感染为水痘，病毒能在宿主的脊髓感觉神经节潜伏，经再次激活后则表现为带状疱疹。

水痘潜伏期为10～21天（平均14～16天）。大龄儿童及成人感染VZV后先有发热和全身不适等上呼吸道感染症状，随后1～2天出现皮疹；典型水痘的出疹是由躯干、头部向面部、四肢发展，皮损呈多形态、向心性分布，常有皮疹、水疱、结痂同时出现。有时黏膜（眼结膜、角膜、口腔、阴道等）可出疹。痂脱落后大都没有瘢痕，如深入皮层或有继发感染，可留下浅疤痕，通常在前额与颜面，呈椭圆形。不典型水痘包括出血性、进行性、播散性水痘，大疱性水痘，以及先天性水痘综合症和新生儿水痘等。急性水痘通常是一种轻微的自限性疾病，但可发生继发性皮肤细菌感染、肺炎、睾丸炎、关节炎、心肌炎、血管球性肾炎、肝炎、虹膜炎、水痘脑炎、Reye's综合征、横断性脊髓炎、周围神经炎等并发症。

人是唯一宿主，水痘和带状疱疹病人均是传染源。VZV可存在于病人的皮疹疱液、病变黏膜、血液、呼吸道分泌物中,具有高度传染性,传染期从病人出疹前1～2天至出疹后4～5天或至皮疹全部结痂。疱疹痂皮无传染性。感染VZV后95%为显性感染,在家庭易感接触者中的二代发病率高达90%。隐性感染或亚临床病例少见。

病毒通过水痘患者咳嗽或打喷嚏在空气中传播,也可通过接触水痘患者的水疱液传播,还可通过接触最近被水痘患者的水疱液或黏膜分泌物污染的物品传播。

人群对水痘普遍易感,小于10岁的易感童接触后约90%会发病,儿时未患过水痘的成人也可能得病。

水痘患者在发病前两天直至疱疹结痂、痂皮干燥前都具有传染性,因此,一般孩子得了水痘需要居家隔离,直至全部疱疹结痂、痂皮干燥才可以返校上课,这给不少家长带来了困扰和负担。罹患水痘后还有一个问题,也就是即便痊愈后,病毒还可能潜伏在神经系统内。成年后,潜伏的病毒可能再次发作,引起带状疱疹。

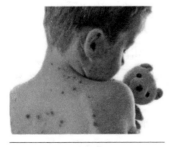

斑疹、丘疹

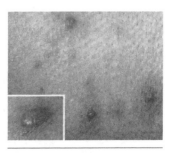

水疱疹

水 痘 疫 苗

工艺：目前上海使用的是水痘减毒活疫苗。

免疫程序：全程共两剂，12月龄和4岁各接种1剂。

疫苗组分：水痘—带状疱疹活病毒等。

接种禁忌：① 对疫苗组分有严重过敏反应或以前接种疫苗后发生严重过敏反应者；② 白血病、淋巴瘤、恶病质、免疫缺陷病患者或免疫抑制剂治疗而造成的免疫抑制者；③ 中—重度急性疾病者应推迟接种疫苗，直到病情好转后才可接种；④ 轻微疾病（如中耳炎和上呼吸道感染）、抗生素治疗、暴露于其他疾病或疾病康复不是禁忌证。

▶ 1. 打了水痘疫苗还会得水痘吗？

迄今为止，任何疫苗的保护效果都不能达到100%，但接种过水痘疫苗的患者发热和疱疹症状都比较轻。

接种1剂水痘疫苗可以减少重症和降低死亡率，但仍存在一定感染风险。接种两剂水痘疫苗有助于维持体内保护性抗体水平，从而更有效地预防水痘病例的发生和传播。

接种后发病的原因：一是免疫失败。疫苗没有刺激受种者产生对水痘—带状疱疹病毒的体液免疫，或者刺激产生了一过性的体液免疫，但是未形成持久的记忆T细胞反应。免疫失败者不断累积造成了水痘病例的发生和传播。二是儿童第一次接种水痘疫苗一般在1～两岁,随着时间推移,体内抗体水平下降。而且进入幼儿园、小学后接触水痘患者的机会增多,导致水痘在中小学生中多发。

▶ 2. 班级里有同学发水痘,通知应急接种要不要参加?

如宝宝属于以下情况之一,应该按要求及时进行应急接种:4岁以下儿童补足1剂,4岁以上儿童(含4岁)补足两剂。

应急接种需要在短期内完成才能获得较好的保护效果,因此,请按照学校通知的应急接种时间和地点及时接种。

▶ 3. 万一宝宝得了水痘怎么办?

如果怀疑宝宝得了水痘,请尽快就医。

如确诊为水痘,应立即进行居家隔离,直至所有疱疹干燥结痂。如果是中小学生或入托入园儿童,家长应同时报告学校或托幼机构。

水痘具有很强的传染性,如果家里有人感染了水痘—带状疱疹病毒,那么没有水痘免疫力的家庭成员与他接触后,每10个人中有9个人可能会被传染。

隔离期间家长须注意:

(1)保持居室通风,剪短患儿的指甲,保持双手清洁,以免抓破疱疹,引起皮肤感染。

(2)孩子的衣物、被子、用具等应用暴晒、煮沸等方法进行消毒。

（3）注意观察孩子的病情变化，水痘属于自限性的疾病，如果没有出现并发症，过一段时间就会自愈，但如出现持续高烧不退，伴有呕吐或惊厥时，应立即就医。

带状疱疹，俗称"蛇盘疮""缠腰龙"，是由长期潜伏在脊髓后根神经节或颅神经节内的水痘—带状疱疹病毒（VZV）经再次激活引起的感染性疾病，常表现为沿身体一侧周围神经分布的皮肤出现呈带状的成簇疱疹，故名"带状疱疹"。在我国，50岁及以上人群中每年新发带状疱疹病例约有156万，严重影响患者生活质量。而从全球层面而言，美国及亚太地区50岁及以上几乎所有成人都感染过水痘—带状疱疹病毒，其中约1/3的人会因病毒再激活而罹患带状疱疹。

初次感染水痘—带状疱疹病毒会引发水痘，一部分人在水痘痊愈后，体内仍有病毒没有被完全清除。病毒长期潜伏在神经节当中，当免疫功能下降时就会沿着神经重出江湖，使感染者出现带状疱疹。带状疱疹比较常见于胸腹部和腰间，也有发生于头面部，一般多为单侧发生，很少超过身体中线。神经痛是带状疱疹最显著的症状。发病时，出疹部位有疼痛、烧灼感。部分患者在疱疹结痂消退后，神经痛的症状仍可持续数月或更长时间。带状疱疹的疱疹液具有传染性。因此，带状疱疹患者在出现疱疹期间，与其他没有水痘免疫力的人密切接触，可能会使其感染水痘—带状疱疹病毒，并出现水痘症状。

关于更多关于带状疱疹的知识，可扫描二维码获取。

《要想远离带状疱疹痛，接种疫苗是个好办法》

▶ **4. 小时候得过水痘的人以后是不是一定会得带状疱疹？**

部分人初次感染水痘痊愈后，残余水痘带状疱疹病毒长期潜伏在体内，逮住"机会"就伺机而发。这个"机会"往往就是随着年龄的增长而导致的免疫功能下降。流行病学调查显示，亚太地区带状疱疹的发病率约为（3～10）例/1 000人年，其中40岁以下人群发病率约为2例/1 000人年，50岁及以上人群约为（7～8）例/1 000人年，80岁及以上人群约10例/1 000人年。可见，带状疱疹的发病率随年龄增长而升高。

女性、免疫抑制疾病（如HIV感染、实体/血液系统恶性肿瘤，炎症性疾病如系统性红斑狼疮、类风湿性关节炎等）患者，以及接受免疫抑制治疗的人群更容易罹患带状疱疹。

目前针对带状疱疹的治疗手段较为有限，治疗目标主要是缓解急性期疼痛，缩短皮损持续时间，防止皮损扩散，预防或减轻带状疱疹后神经痛（PHN）等并发症。重组带状疱疹疫苗（CHO细胞）已上市，可以自费接种，但仅适用于50岁及以上成人，共接种两剂次，接种间隔两个月，最长不超过6个月。

更多关于带状疱疹疫苗的信息，请扫描二维码获取。

《50+岁人群看过来，带状疱疹疫苗全市已陆续开打》

《疾控君收集了网友对于带状疱疹疫苗的9个问题，有没有你想知道的?》

▶ 5. 打了带状疱疹疫苗还会得带状疱疹吗?

接种疫苗后的保护效力并不是100%的，但接种者的带状疱疹发病率与未接种者的相比将大幅下降。

在全球开展的关于重组带状疱疹疫苗（CHO细胞）的临床研究结果显示，带状疱疹疫苗对50岁及以上和70岁及以上成人的带状疱疹保护效力分别为97.2%、91.3%。

亚洲临床研究结果显示，带状疱疹疫苗对50岁及以上和70岁及以上成人的带状疱疹保护效力分别为95.6%、94.7%。

十一、18月龄，脊灰疫苗（第四剂，共4剂），百白破疫苗（第四剂，共4剂），麻腮风疫苗（第二剂，共3剂），甲肝疫苗（第一剂，共两剂）

18月龄的宝宝需要接种4种免疫规划疫苗，脊灰疫苗第四剂、百白破疫苗第四剂、麻腮风疫苗第二剂以及甲肝疫苗第一剂。

　　甲肝是由甲肝病毒(hepatitis A virus, HAV)引起的以肝脏实质细胞炎症损伤为主的急性肠道传染病。临床上主要表现为疲乏、食欲减退、厌油、恶心、呕吐、肝肿大及肝功能受损,部分病例出现巩膜黄染。人类HAV有7个基因型(Ⅰ～Ⅶ),目前全世界流行的只有1个血清型,迄今尚无亚型或变异株的报告。

　　甲肝在世界各地广泛流行,据WHO估计,全球2015年约有1.1万人因甲肝死亡。主要发生在卫生条件差、低收入地区,如撒哈拉以南非洲国家和南亚部分国家。我国曾是甲肝的高流行区,随着甲肝疫苗的广泛使用和卫生条件的改善,目前发病率已大幅度下降。

　　甲肝是一种急性自限性肝脏感染,无慢性HAV感染,不存在长期病毒携带者,也不会演化为肝硬化和肝癌。甲肝潜伏期为15～50天,平均28天。急性甲肝的临床病程与其他类型的急性病毒性肝炎不能辨别。典型症状包括发热、不适、恶心、呕吐、纳减、厌油、肝区疼痛,接着出现深色尿,部分病例出现黄疸;少数人可出现肝外症状,如皮疹、蛋白尿、关节酸痛等,这可能与感染HAV后病人血清中有短暂的免疫复合物形成有关。感染HAV后是否出现临床症状与年龄的关系较大。6岁以下儿童感染HAV后,有70%为亚临床型感染;大龄儿童和成人感染HAV后,有70%以上为临床型感染,病死率为0.3%～0.6%;50岁以上患者的病死率为1.8%;慢性肝病者感染HAV后,发生急性肝衰竭的危险性升高。甲肝预后良好，但恢复较慢的甲肝的并发症包括复发性肝炎、胆汁淤积性肝炎和暴发性肝炎。

人是HAV的唯一自然宿主，有排毒在先、发病在后的特点，患者在症状出现之前即可传播病毒。甲肝显性感染者（临床病人）、亚临床感染者和隐性感染者是甲肝的主要传染源。甲肝最主要的方式是通过人与人之间的接触传播，包括与病人密切接触或进食被污染的水、食物等传播方式。HAV对饮用水源的污染可引起甲肝暴发流行。日常生活接触是甲肝极为重要的传播方式，如托儿所、幼儿园、学校和军队中的发病率较高，此种传播途径经常发生在卫生条件差，居住拥挤的地方，主要通过被患者粪便污染的手、餐具、玩具、衣物等，直接或间接经口传播。经血传播极少见。

人群对HAV普遍易感，感染后可获得持久的免疫力。经常外出就餐，生食贝类食物，密切接触病人，在托幼机构工作，静脉注射毒品，去流行区旅行等是感染HAV的主要危险因素。

甲肝疫苗

工艺：甲肝疫苗有减毒活疫苗与灭活疫苗两种工艺。

免疫程序:儿童在18月龄接种1剂甲肝减毒活疫苗;或在18月龄及24~30月龄各接种1剂甲肝灭活疫苗,两剂间隔≥6个月。

疫苗组分:甲肝病毒抗原等。

接种禁忌:① 对疫苗组分有严重过敏反应或以前接种后发生严重过敏反应者;② 中一重度急性疾病者需要在疾病恢复后才能接种疫苗。

▶ **1. 甲肝灭活疫苗和甲肝减毒活疫苗怎么选?**

有哪种就接种哪种。

国内目前使用的甲肝疫苗有灭活疫苗和减毒活疫苗两种工艺,全程接种甲肝灭活疫苗或甲肝减毒活疫苗都可以产生很好的免疫保护效果。

十二、 两岁,乙脑疫苗(第二剂,共两剂),甲肝疫苗(第二剂,共两剂),23价肺炎疫苗

两岁的宝宝需要接种乙脑疫苗第二剂和甲肝疫苗第二剂。对于肺炎球菌的易感对象,还可以选择自费接种23价肺炎疫苗。

接种安排建议:乙脑疫苗和甲肝疫苗可在同一天完成接种。如需接种23价肺炎疫苗,可根据接种医生的安排进行接种。关于肺炎链球菌,我们在1.5月龄已经介绍过了。

23价肺炎疫苗

工艺: 23价肺炎疫苗是多糖疫苗。

免疫程序: 通常接种1剂;如需接种第二剂,需与第一剂间隔5年及以上。

疫苗组分: 包含23种血清型肺炎球菌的多糖抗原等。

接种禁忌: ① 对疫苗中任何成分过敏者禁用;② 孕期和哺乳期妇女不应接种;③ 有严重心脏和肺部疾病的病人使用时应慎重,或在医生评估后选择接种;④ 有任何发热性的呼吸系统疾病及一些活动性感染存在时,应推迟接种。

▶ **1. 23价肺炎多糖疫苗中的"23价"是什么意思?"多糖"是什么意思?**

肺炎链球菌有九十多种型别,科学家将其中最常见的23种致病型别成分制成疫苗,就称之为23价疫苗。"多糖"是肺炎球菌菌体表面的一种成分,这种成分可以刺激人体产生相应的免疫力,因此被用于制作疫苗。

▶ **2. "13价"和"23价"肺炎疫苗有什么区别?**

两者疫苗的工艺、适种人群不同。

13价肺炎疫苗是结合疫苗,23价肺炎疫苗是多糖疫苗。

接种13价肺炎疫苗产生的抗体应答更强,并能诱导免疫记忆,即在下一次受到同样的抗原刺激时,能更快速地产生更强烈的免疫反应;而23价肺炎疫苗在两岁以下儿童中的免疫原性较差(刺激机体产生抗体的能力弱),且不能诱导免疫记忆,所以不推荐两岁以下人群接种。

▶ **3. 接种过13价肺炎疫苗,还可以接种23价肺炎疫苗吗?**

可以。

在覆盖的血清型上,13价肺炎疫苗和23价肺炎疫苗有所区别。如果是肺炎球菌的易感对象,或符合疫苗说明书中的适用对象的,那么在两岁以后可选择接种23价肺炎疫苗。

十三、3岁,A+C群流脑多糖疫苗(第一剂,共两剂),流感疫苗

3岁的宝宝需要接种A+C群流脑多糖疫苗的第一剂,它属于免疫规划疫苗。

关于流脑的知识,我们在6月龄部分已经介绍过了,可参见相关内容。

A+C群流脑多糖疫苗

工艺: A+C群流脑多糖疫苗是指A+C群脑膜炎球菌多糖疫苗。

免疫程序： 两岁以上儿童及成人可接种。共接种两剂，3岁和6岁各接种1剂。

疫苗组分： 主要为A群和C群脑膜炎奈瑟球菌荚膜多糖抗原与破伤风类毒素共价结合。

接种禁忌： ① 对疫苗中任一组分过敏者或上次接种后出现异常反应者；② 急性疾病、严重慢性疾病、慢性疾病的急性发作期患者和高热者；③ 脑病、未控制的癫痫患者和其他进行性神经系统疾病患者。

3～17岁的儿童可以接种成人剂型的流感疫苗或鼻喷流感疫苗。关于成人剂型的流感疫苗已经在第1章中介绍过了。

鼻喷流感疫苗

工艺： 减毒活疫苗。

免疫程序： 适用于3～17岁的人群，每年接种1次，每次接种1剂，在两个鼻孔内各喷入0.1 ml疫苗。

疫苗组分： 含有H3N2、H1N1和Victoria三种减毒流感病毒毒株。

接种禁忌： ① 已知对本品所含任何成分(包括鸡蛋、辅料、硫酸庆大霉素)过敏者；② 急性疾病、严重慢性疾病、慢性疾病的急性发作期患者和发热者；③ 妊娠期女性；④ 使用阿司匹林或含阿司匹林药品治疗的 Leigh 综合征患者；
⑤ 免疫缺陷病、免疫功能低下患者或正在接受免疫抑制治疗者；⑥ 患未控制的癫痫和其他进行性神经系统疾病者,有格林—巴利综合征病史者；⑦ 鼻炎患者。

▶ 1. 鼻喷流感疫苗与针剂流感疫苗有什么区别?

工艺和接种途径都不一样。

针剂流感疫苗是灭活疫苗,即把活的流感病毒杀死、分解、纯化,保留病毒有效成分制成疫苗。鼻喷流感减毒活疫苗是先经一定技术手段得到疫苗生产所用的流感减毒株,然后对减毒株进行培养、纯化而成,这种疫苗没有致病能力,但依然能刺激人体产生免疫反应。

针剂流感疫苗通过肌肉注射接种。鼻喷流感疫苗通过模拟人体自然感染的过程在鼻腔内喷雾接种,无针无创。

▶ 2. 怎么接种鼻喷流感疫苗?

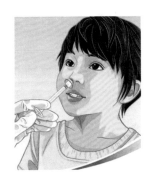

鼻喷流感疫苗配备鼻喷装置,接种时受种者采取头部向后仰的坐姿,将鼻喷装置放置于受种者鼻内约 0.5 cm 处喷雾接种。接种后,受种者应保持头部后仰的坐姿至少 1 分钟。

▶ **3. 鼻喷流感疫苗安全吗?**

在全球范围内,鼻喷流感疫苗已经使用了数亿剂次,安全性已经得到了验证。

鼻喷流感疫苗在国外已使用很长时间了,美国和欧盟先后于2003年和2012年批准使用鼻喷流感疫苗,英国、芬兰等国家推荐优先使用鼻喷流感减毒活疫苗。

十四、4岁,水痘疫苗(第二剂,共两剂)

4岁的宝宝将接种免疫规划水痘疫苗第二剂,也就是最后一剂。

水痘及其疫苗相关知识见12月龄章节。

十五、6岁,A+C群流脑多糖疫苗(第二剂,共两剂),麻腮风疫苗(第三剂,共3剂),白破疫苗

当宝宝6岁时,就需要接种A+C群流脑多糖疫苗第二剂、麻腮风疫苗第三剂和白破疫苗,进而完成这3种免疫规划疫苗的全程接种。流脑和A+C群流脑多糖疫苗的介绍可在6月龄和3岁章节里查看,麻腮风疫苗的相关信息介绍可在8月龄章节里查看,白喉和破伤风2种疾病的相关信息可在3月龄章节查看。

白 破 疫 苗

工艺:白破疫苗是灭活疫苗,由白喉类毒素及破伤风类毒素原液混合而成。

免疫程序:全程接种1剂,在6岁完成。

疫苗组分:白喉类毒素、破伤风类毒素等。

接种禁忌:接种白喉或破伤风类毒素后发生神经系统反应者禁用。

▶ 之前接种了百白破疫苗,为何在6岁时还要接种白破疫苗呢?

加强效果。

宝宝在3月龄、4月龄、5月龄各接种过1剂百白破疫苗,在18～24月龄加强接种过1剂百白破疫苗,在6岁时再加强1剂白破疫苗可产生更好的免疫保护效果。

十六、9岁的女孩,可接种HPV疫苗

女孩到9岁时,可以自愿、自费接种HPV疫苗,根据目前的疫苗适用年龄,可以选择二价或者四价HPV疫苗。

除了二价、四价HPV疫苗,还有九价HPV疫苗可供选择,我们将在16岁章节详细讲解。

HPV是指人乳头瘤病毒，属于乳头瘤病毒科的乳头瘤病毒属，为球形包膜的双链DNA病毒，目前已经有两百多种HPV基因型被识别和发现。不同基因型的HPV致病能力也不一样，低危型（HPV1、5、6、11等）可引起表皮细胞良性增生，高危型（HPV16、18、31、33、45等）可引起与致癌作用有关的细胞无限增殖化和转化，并与宫颈癌或其他肛门生殖器癌和口咽部癌的发生有关。在鳞状细胞宫颈癌中，最常见的基因型是16、18、45、56型，其中16和18型是引起全球约70%的侵袭性宫颈癌的罪魁祸首。

HPV最喜欢通过性接触传播，也可通过感染的母亲传给胎儿。HPV通过皮肤或黏膜上的裂缝或伤口进入人体后，感染特定的基底干细胞。这些细胞会不断地自我更新、增殖，形成长期的感染源，产生源源不断的病毒，这些病毒到达皮肤或黏膜表面后，就会感染他人。HPV能引起人体皮肤、黏膜的鳞状上皮细胞增殖，与人类的疣、尖锐湿疣、生殖系统肿瘤，尤其宫颈、咽部等多种部位的鳞状上皮肿瘤有关。HPV的持续感染是引起宫颈癌发病的主要因素。

全球女性的HPV感染率约为11.7%，25岁以下年轻女性的HPV感染率最高，为24.0%。我国女性HPV感染率为16.8%，感染高峰年龄则出现在20岁左右和40～45岁。然而从感染HPV到进展为宫颈癌是一个相当漫长的过程，通常需要20年或更久。因此，青少年需要提前做好HPV感染的预防。

二价HPV疫苗

工艺:二价HPV疫苗是灭活疫苗,可预防由HPV 16和18两个基因型的HPV病毒感染引起的宫颈癌及相关癌前病变,这两个基因型导致的宫颈癌约占所有宫颈癌病例的七成。

免疫程序:进口二价HPV疫苗适用于9～45岁女性接种,于0、1和6月分别接种1剂次,共接种3剂。国产二价HPV疫苗适用于9～14岁女性,仅需按0和6月各接种1剂,共接种两剂。

疫苗组分:人乳头瘤病毒L1蛋白等。

接种禁忌:对疫苗成分发生严重过敏反应者或有严重变态反应(超敏反应)者不能接种。

四价HPV疫苗

工艺:四价HPV疫苗是灭活疫苗,可预防由HPV 16和18基因型的HPV病毒感染引起的宫颈癌及相关癌前病变,还可以预防由HPV 6和11两个基因型的HPV病毒感染引起的肛门和生殖器疣(约占所有肛门和生殖器疣病例的九成)。

免疫程序:适用于9～45岁女性接种,按0、2、6月免疫程序肌内注射3剂。

疫苗组分: 人乳头瘤病毒L1蛋白等。

接种禁忌: 对疫苗成分发生严重过敏反应者或有严重变态反应者不能接种。

HPV疫苗	二 价	四 价	九 价
预防型别	16、18型	6、11、16、18型	6、11、16、18、31、33、45、52、58型
接种对象	9~45岁女性	9~45岁女性	16~26岁女性
接种程序	0、1、6月各1剂（部分疫苗可根据说明书的建议,9~14岁可按照0、6月免疫程序接种）	0、2、6月各1剂	0、2、6月各1剂

▶ **1. 感染了HPV就一定会得宫颈癌吗?**

有一定风险会得宫颈癌。

虽然HPV的感染率相当高,但是绝大多数(70%~90%)的HPV感染是无症状的,可在感染后1~2年内被我们的免疫系统清除。

感染HPV的女性中,仍有5%~10%会发展为持续感染(通常指超过6个月的感染)。如果感染了某些高危HPV基因型(目前已确定了12种),最终发展为宫颈癌的风险约为1%。

但是,如果同时存在以下高危因素,感染HPV后发展为宫颈癌的概率可能会大大增加!

（1）HIV感染者或正在接受免疫抑制治疗等免疫功能受损者;

（2）合并感染其他性传播疾病,如单纯疱疹、衣原体或淋球菌;

（3）多产;

（4）首次生育年龄过于年轻;

（5）吸烟。

▶ 2. HPV疫苗的安全性如何?

WHO基于目前的接种情况认为目前上市的3种HPV疫苗均具有良好的安全性。

接种HPV疫苗后的不良反应,多为发热、疲劳、头晕,或注射部位疼痛、红肿、硬结等轻微反应,一般无需特殊处理,可自行缓解。个别症状严重者,应及时就医,对症处理。

▶ 3. 去哪里接种HPV疫苗?

上海每个区都设有HPV疫苗的接种门诊。

如需接种,请至居住地所在的预防接种门诊预约接种。门诊联系方式可扫描二维码获取。

《HPV疫苗接种门诊》

▶ 4. 接种HPV疫苗后可以保护多长时间？需要加强吗？

由于HPV疫苗上市只有8～16年，跟踪观察时间也仅限于此，目前认为接种HPV疫苗后获得的保护可以持续至少8～10年，并且没有证据显示接种后会失去保护。现行的免疫程序已经可以取得较好的免疫效果，不建议加强接种。

▶ 5. 孩子这么小，有必要接种HPV疫苗吗？

有必要。

由于HPV主要通过性行为传播，一般认为青春期女性是接种的首选人群，最好在首次发生性行为之前完成接种。WHO认为，该疫苗主要目标人群可能是9（或10）～13岁的女孩。我国目前推荐9～45岁的女性接种HPV疫苗，重点人群为13～15岁的女性。有研究显示，虽然适种年龄人群在接种二价HPV疫苗之后，都能成功产生相应的保护性抗体，但是10～14岁的青少年女性的抗体水平（几何平均滴度）是15～25岁女性的两倍以上。因此，年龄越小，接种HPV疫苗后的保护效果越佳。

▶ 6. 男孩可以接种HPV疫苗吗？

目前，在我国内地，男性暂不能进行接种。

虽然某些国家和地区允许男性接种四价和九价HPV疫苗，以预防可能引起喉癌、阴茎癌和肛门癌的HPV感染以及尖锐湿疣，同时可降低将HPV传染给性伴侣的可能性。但每个国家和地区对疫苗的审批要求不同,由于目前在我国内地开展的临床研究和通过的审批仅支持女性接种,因此暂时还不支持男性接种。

十七、16岁,戊肝疫苗、九价HPV疫苗

16岁,宝贝快成年了,这时候的宝贝还有两种非免疫规划疫苗推荐接种,戊肝疫苗和九价HPV疫苗。关于HPV我们已经在9岁章节中详细介绍过。

戊型肝炎(hepatitis E, HE)既往被称为肠道传播的非甲非乙型肝炎,是由戊型肝炎病毒(HEV)感染引起的疾病,HEV是戊型肝炎病毒科(hepeviridae)戊型肝炎病毒属(hepevirus)的唯一成员,为二十面体、单股正链RNA病毒,无包膜,有实心和空心两种,前者为完整的HEV,后者为有缺陷的病毒颗粒。目前世界上HEV只有1个血清型,5个基因型。中国流行的主要是Ⅰ和Ⅳ型。

HE潜伏期为15～75天,平均为40天。起病较急,半数患者伴有发热、乏力、纳差(食量减少),厌油、恶心、呕吐等消化道症状明显;肝区叩击痛阳性,可有肝脾肿大;淤胆多见,黄疸型病人皮肤、巩膜黄染,尿色加深。黄疸型占86.5%,黄疸型与无黄疸型之比为6.4∶1。黄疸多在1周内消失。HE为自限性疾病,极少进展为慢性肝炎,一般于发

病6周内恢复正常。

戊型肝炎主要经粪—口途径传播、动物源性传播，其次是经直接接触传播，输血传播存在潜在可能。人群普遍易感，无种族差异，发病与年龄有关，幼年时感染HEV多为亚临床型，青壮年感染后发病较多，儿童与老年人常表现为隐性感染。孕妇易感性较高，为20%左右；男性发病率高于女性（3∶1～9∶1），主要与男性感染HEV的机会较多有关。病后有一定免疫力，但免疫持续时间较短。因此，年幼时感染HEV后虽然获得一定免疫力，但到青壮年时期还可能再次感染发病。

戊肝疫苗

工艺：戊肝疫苗是一种基因工程疫苗，由我国自主研发，是由大肠埃希菌中表达的戊型肝炎病毒结构蛋白经纯化、复性并加铝佐剂混合后制成。

免疫程序：戊肝疫苗可供16岁及以上易感人群接种，共需接种3剂，按照0、1、6月的程序进行肌肉注射。

疫苗组分：主要成分为戊型肝炎病毒结构蛋白等。

接种禁忌：① 对疫苗成分过敏者、对卡那霉素或其他氨基糖苷类药物过敏者；② 血小板减少症患者或其他凝血障碍者禁用。

▶ 1. 戊肝疫苗有没有必要接种?

有必要。

戊肝是一种典型的人畜共患疾病,最为常见的是通过食物污染而导致人类患病。戊肝病毒可以感染猪等动物,在猪的胆汁和贝类里都检出过戊肝病毒。如果人们食用未煮熟的猪肉、猪肝以及海产品,或者受污染的蔬菜水果,甚至使用受污染的餐具,都可能感染戊肝;而受到感染的患者可通过日常生活中握手或共同进餐等方式,将戊肝病毒传播给其他人。

WHO资料显示,全球每年约有2 000万人感染戊肝病毒,有330多万人发病,2015年曾造成约4.4万人死亡。近年来,我国戊肝散发病例呈现缓慢上升趋势,报告发病率从1997年的0.21例/10万人年增加到2014年的1.99例/10万人年,增长了约9倍。

九价HPV疫苗

工艺: 九价HPV疫苗是四价HPV疫苗的升级版,除了的HPV 6、11、16、18基因型外,还可以预防HPV 31、33、45、52和58这些基因型的HPV病毒感染引起的宫颈癌及相关癌前病变(约占所有宫颈癌病例的九成)。

免疫程序: 适用于16～26岁女性,全程接种3剂,分别于0、2、6月各接种1剂。

疫苗组分: 人乳头瘤病毒L1蛋白等。

> 接种禁忌：① 对疫苗成分发生严重过敏反应或有严重变态反应者不能接种；② 接种前3个月内避免使用免疫球蛋白或血液制品。

▶ 2. 已经接种过二价或四价HPV疫苗，还可以再接种九价HPV疫苗吗？

可以。

建议尽可能使用同一种HPV疫苗完成所有的剂次。如已全程接种过二价HPV疫苗，应结合自身情况考虑接种四价或九价HPV疫苗的成本效益后再决定是否接种。如已全程接种过3剂次四价HPV疫苗，应至少间隔12个月再开始接种九价HPV疫苗。

▶ 3. 接种九价HPV疫苗后多久产生抗体？保护效果可以维持几年？

根据国外临床数据，16～26岁女性接种3剂九价HPV疫苗1个月后，针对疫苗包含的9种HPV型别的血清抗体阳转率为99.6%～100%。对于疫苗相关基因型所引起的宫颈高度上皮内瘤样病变的保护时间至少可以持续七年半。

▶ 4. 月经期可以接种疫苗吗？

月经期可以接种疫苗。

在月经期,有些女生会有头晕、头痛、腰酸背痛、四肢无力、腹胀腹痛、食欲减退等症状,此时如果进行接种疫苗,往往会使这些症状加重,而且容易发生晕针、休克以及精神方面的异常反应,因此尽可能避开经期接种。

除了接种HPV疫苗,定期进行宫颈癌筛查也是预防宫颈癌的重要一环。建议20岁以上或有3年以上性行为的女性,每年进行一次宫颈癌筛查。相关内容请扫描二维码。

《预防宫颈癌,
除了打疫苗,你
还应知道……》

十八、任何年龄都可接种的狂犬病疫苗

狂犬病是由狂犬病毒感染引起的人畜共患的急性传染病。传染人类狂犬病的传染源主要是犬、猫等家畜,99%的人类狂犬病死亡病例由犬引起,在美国和加拿大,蝙蝠是造成人类狂犬病多数死亡病例的原因。

健康带毒犬和其他动物也可作为传染源。患狂犬病动物的唾液中含有大量狂犬病毒,唾液中的病毒通过动物咬抓伤口,或直接接触人体黏膜或通过皮肤破损处进入机体而感染。

狂犬病潜伏期通常为1~3个月，短则不到1周，长则1年以上。狂犬病的早期症状往往是非特异性的，表现为发热，伤口部位常有疼痛或有原因不明的颤痛、刺痛或灼痛感（感觉异常），一般持续2~10天。病情进展后可发展为狂躁型和麻痹型。狂躁型约占狂犬病患者的80%，病理损伤主要在脑干、颈神经和中枢神经系统，表现为机能亢进、狂躁、恐水、怕风，还可有意识模糊、恐惧痉挛、自主神经功能障碍（如瞳孔散大、唾液分泌过多）等症状。随着病毒在中枢神经系统的扩散，发展为致死的进行性脑脊髓炎。麻痹型狂犬病多由吸血蝙蝠传播而致，与狂躁型狂犬病相比，病理损伤主要在脊髓。临床表现不像狂躁型那么剧烈，持续时间较长（10~20天）。患者意识清醒，有与格林—巴利综合征相似的神经病变，该型病人无兴奋期及恐水现象。患者从咬伤或抓伤部位开始，肌肉逐渐麻痹，然后渐渐陷入昏迷，最后死亡。由于病程长，有更多抢救时机，所以病死率相对低于狂躁型。狂犬病可并发肺炎、气胸、纵膈气肿、心律不齐、心衰、动静脉栓塞、上腔静脉阻塞、上消化道出血、急性肾功能衰竭等并发症。

狂犬病每年在全世界造成26 000~55 000人死亡，主要流行于东南亚、亚洲及拉丁美洲等经济欠发达地区，在我国夏秋季报道的病例数明显高于其他季节。发病以儿童和老年人居多，男性多于女性。狂犬病可防而不可治，及时规范的暴露后处置可以有效预防人狂犬病的发生。

狂犬病疫苗

工艺: 狂犬病疫苗属于灭活疫苗,根据生产使用的细胞不同,可分为地鼠肾细胞、鸡胚细胞、Vero 细胞和人二倍体细胞。上海目前使用的狂犬病疫苗主要由 Vero 细胞和人二倍体细胞培养。

免疫程序: 根据不同疫苗产品说明书,可按"四针法",即当天两个部位各接种 1 剂,第 7 天和第 21 天各接种 1 剂;或"五针法",即当天和第 3、7、14、28 天各接种 1 剂。

疫苗组分: 灭活的狂犬病毒等。

接种禁忌: 暴露后免疫无禁忌。

▶ 1. 被兔子、乌龟、老鼠……咬伤需要接种吗?

不需要。

首先要知道,并不是所有动物都会携带狂犬病毒,所以,如果被动物抓伤或咬伤,首先要判断这个动物的种类,再决定是否要接种狂犬病疫苗。

最容易传染狂犬病的动物是狗,99% 的人狂犬病患者都源于犬类的感染。

其他动物,如猫、狼、蝙蝠等,也可携带狂犬病毒,因此,如果被这三种动物抓伤或咬伤,也要打狂犬病疫苗。

兔子、鼠类、鸟类、鱼、乌龟、蜥蜴、蛇、各类昆虫等,这些人类常见的动物,有些会被养做宠物。它们极少感染狂犬病,更不会传播狂犬病毒,目前尚无引起人感染狂犬病的证据。如果被这些动物咬伤,只需要做好伤口的清洗和消毒即可,必要时及时就医。

▶ **2. 被动物咬伤、抓伤后，应该要做什么?**

根据接触方式确定暴露类型，开展后续处置。

不同暴露类型的处置方式请对照下表。

暴露类型	接 触 方 式	暴露程度	处 置 措 施
一	符合以下情况之一者: (1) 接触或喂养动物;[ab] (2) 完整皮肤被舔舐; (3) 完好的皮肤接触狂犬病动物或人狂犬病病例的分泌物或排泄物	无	确认接触方式可靠则不需处置。
二	符合以下情况之一者: (1) 裸露的皮肤被轻咬; (2) 无出血的轻微抓伤或擦伤	轻度	(1) 处理伤口; (2) 接种狂犬病疫苗
三	符合以下情况之一者: (1) 单处或多处贯穿皮肤的咬伤或抓伤;[c] (2) 破损的皮肤被舔舐; (3) 开放性伤口或黏膜被唾液污染(如被舔舐); (4) 暴露于蝙蝠[d]	严重	(1) 处理伤口; (2) 注射狂犬病被动免疫制剂(抗狂犬病血清/狂犬病人免疫球蛋白); (3) 注射狂犬病疫苗[e]

注:

a. 暴露于啮齿类动物、家兔或野兔时通常无需接受狂犬病暴露后免疫预防。

b. 禽类、鱼类、昆虫、蜥蜴、龟和蛇不会感染和传播狂犬病。

c. 发生在头、面、颈部、手部和外生殖器的咬伤属于Ⅲ级暴露。

d. 暴露于蝙蝠属于Ⅲ级暴露。

e. 暴露后预防处置应立即开始。

狂犬病的潜伏期(从暴露到出现临床症状的时期),一般为1~3个月,极少数病例可达数年,潜伏期的长短与病毒的毒力、侵入部位的神经分布等因素有关。伤口病毒数量越多、毒力越强、侵入部位神经越丰富、越靠近中枢神经系统,潜伏期就越短。所以对于Ⅱ级以上的伤口,清洗越及时越好。

如果是Ⅲ级暴露,在接种疫苗前还需要注射被动免疫制剂。目前上海使用的被动免疫制剂是抗狂犬病人免疫球蛋白。犬伤门诊的医生会根据伤情和既往狂犬病疫苗接种情况,综合判断是否需要注射被动免疫制剂。

▶ 3. 如果被可传播狂犬病病毒的动物咬伤了,应该怎么清洗伤口?

用有一定压力的流动清水和肥皂水清洗伤口至少15分钟。

狂犬病毒对脂溶剂(肥皂水、氯仿、丙酮等)、70%乙醇、过氧化氢、高锰酸钾、碘制剂以及季铵类化合物(如苯扎溴铵)等化学药品都很敏感。所以最简单可行的方法就是用流动清水和肥皂清洗伤口。

伤口清洗的正确步骤:用肥皂水等清洗剂和有一定压力的流动清水交替冲洗伤口15分钟。有些犬伤门诊还配备了专业冲洗设备和专用冲洗剂,可以对伤口进行自动冲洗。最后用生理盐水冲洗伤口以避免肥皂液或其他清洗剂残留。

需要注意的是,即便已经在其他地方做过伤口冲洗了,到了犬伤门诊仍需进行专业冲洗。

▶ **4. 用了"十日观察法",是不是可不打狂犬病疫苗?**

还是要尽快接种。

"十日观察法"有一定前提,那就是仅限于家养的宠物,且伤人动物需有两次明确记载的有效狂犬病疫苗接种史。

"十日观察法"是由WHO提出的,指被动物咬伤后,人在接种狂犬病疫苗的同时,对咬人的动物进行观察,如果10天后没有死,则可以终止狂犬病疫苗的接种。这个方法的依据是:动物只有在狂犬病发病后,它的唾液中才会有狂犬病病毒,而狂犬病病程很短,意味着动物一旦发病,大多会在10日内死亡。如果10天后咬人动物还活着,则说明动物咬人时唾液中并没有病毒,被咬的人也不会被感染上狂犬病了。

鉴于狂犬病死亡率几乎达到100%,且潜伏期一般只有1~3个月,所以无论何种情况,在被咬伤后都要及时去医院处理伤口并接种疫苗,而不是先去观察动物有没有发病。不然,如果等动物发病了再去打针,可能就来不及啦!

▶ **5. 狂犬病疫苗需要接种几针?**

狂犬病疫苗有两种接种程序,分别是四针法和五针法。

在狂犬病毒还未大规模入侵神经系统前,注射狂犬病疫苗可以刺激机体产生中和抗体,清除狂犬病毒,从而有效地预防狂犬病。以下是两种疫苗的接种程序,可以根据实际情况使用。

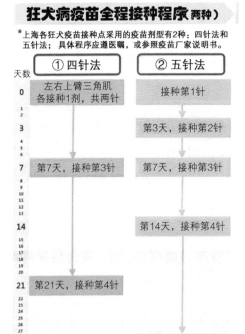

▶ 6. 不同厂家的狂犬病疫苗怎么选?

目前已上市的狂犬病疫苗都是安全有效的。

就像去超市买牛奶,不论是什么品牌,喝进去的都是从奶牛身上挤出来的富含钙和蛋白质的牛奶。而狂犬病疫苗则更为严格,所有厂家生产的狂犬病疫苗在上市前,都必须符合WHO规定的疫苗有效标准和《中华人民共和国药典》的质量要求。

人二倍体细胞培养的疫苗生产成本高、产量低,因此疫苗价格较贵。Vero细胞从健康的成年非洲绿猴肾脏组织中分离培养的细胞培养的疫苗生产成本低、产量高、价格相对较低。

▶ 7. 先后接种不同厂家的狂犬病疫苗会有问题吗？

没问题。

一般情况下，建议应当尽量使用同一品牌的狂犬病疫苗完成全程接种。如果因接种地点更换等，无法全程使用同一品牌的疫苗，也可使用不同品牌的合格狂犬病疫苗，按原程序完成全程接种。

▶ 8. 狂犬病疫苗只能在被抓伤、咬伤后接种吗？

不一定。

以下人群因为会持续、频繁地暴露在狂犬病毒危险环境下，所以应进行预防性狂犬病疫苗接种：

（1）接触狂犬病毒的实验室工作人员；

（2）可能涉及狂犬病人管理的医护人员；

（3）狂犬病人的密切接触者；

（4）兽医、动物驯养师以及经常接触动物的农学院学生；

（5）其他经常接触猫、狗等动物的人。

此外，建议到高危地区旅游的游客、居住在狂犬病流行地区的儿童或到狂犬病高发地区旅游的儿童进行暴露前免疫。需要说明的是，按暴露前接种程序只需要接种3针，分别是第0天（即第1剂接种当天），第7天和第21或28天各接种一针。

▶ **9. 已经接种过狂犬病疫苗的人，再次被抓伤或咬伤，还需接种疫苗吗？**

根据上次完成全程接种的时间来判断。

已经全程接种过狂犬病疫苗的人，体内会产生相应抗体，身体会存在免疫记忆。如果再次被抓伤或咬伤，只要通过加强免疫就可以快速产生高水平的抗体，快速得到保护，并且也不需要注射狂犬病免疫球蛋白。但是距上次完成全程接种已经超过3年，还是需要再次全程接种疫苗。

以下表格为具体接种策略。

本次被抓伤或咬伤的时间	本次疫苗接种要求
正在上次受伤的疫苗接种过程中	按原程序继续完成全程接种，不需加大剂量
距上次完成全程接种半年内	不需要接种疫苗
距上次完成全程接种半年以上到1年内	在第0、3天各接种1剂疫苗
距上次完成全程接种1年以上到3年内	在第0、3、7天各接种1剂疫苗
距上次完成全程接种3年以上	重新全程接种疫苗

▶ **10. 接种狂犬病疫苗有什么禁忌证？**

由于狂犬病的病死率几乎为100%，暴露后，无任何接种禁忌。

对于暴露前免疫者，禁忌证包括以下三种：① 已知对该疫苗的所含任何成分，包括辅料和抗生素过敏者；② 急性疾病、严重慢性疾病、慢性疾病的急性发作期患者和发热者；③ 未控制的癫痫患者和其他进行性神经系统疾病患者。

▶ 11. 什么情况下除了接种狂犬病疫苗外，还需要注射免疫球蛋白？

WHO建议，所有首次暴露的Ⅲ级暴露者，以及患有严重免疫缺陷、长期大量使用免疫抑制剂、头面部暴露的Ⅱ级暴露者在接种狂犬病疫苗的同时，要在伤口周围浸润注射狂犬病免疫球蛋白等被动免疫制剂。

十八、 关于破伤风疫苗那些事

▶ 1. 为什么要接种破伤风疫苗？

破伤风杆菌在我们周围广泛存在，灰尘、土壤、人或动物的粪便中都可能有大量的破伤风芽孢。芽孢通过局部伤口形成的厌氧微环境进入人体，比如窄而深，有泥土或异物污染的伤口；大面积创伤，坏死组织多，局部组织缺血的伤口；同时有需氧菌或碱性厌氧菌混合感染的伤口，在无氧的条件下，休眠状态的芽孢就会转变成活跃的破伤风杆菌，释放毒性极强的"破伤风痉挛毒素"。破伤风的临床表现为全身骨骼肌持续性强直和阵发性痉挛，严重者可发生喉痉挛窒息、肺部感染和衰竭。

▶ 2. 受伤了,怎么接种破伤风疫苗?

6岁以上儿童及成人外伤后的处置,主要根据外伤伤口性质和既往破伤风疫苗的免疫史决定,详见第2章第六节相关内容。

▶ 3. 高危人群如何预防破伤风?

普通人群预防破伤风的措施已在第2章第六节做了介绍。

对于成人来说,既往无破伤风疫苗免疫史的高危人群,如军人、警察、军校和警校等院校在校学生、建筑工人、野外工程作业人员(石油、电力、铁路等)及厨师等,建议尽早完成暴露前免疫。6岁以上儿童及成人TTCV全程免疫接种程序如下表所示。

	第一剂次	第二剂次	第三剂次
推荐接种间隔	—	与第一剂次间隔4~8周	与第二剂次间隔6~12个月
最小接种间隔	—	4周	6个月

注　释

① WHO. Global hepatitis report, 2017[EB/OL] (2017-01-01). [2019-11-06]. https://www.who.int/hepatitis/publications/global-hepatitis-report2017/en/.

② LIU J, LIANG W, JING W, et al. Countdown to 2030: Eliminating hepatitis B disease, China[J]. Bull World Health Organ, 2019, 97(3): 230-238.

③ 崔富强. 乙型肝炎疫苗免疫是预防HBV母婴传播的关键：对《中国乙型肝炎病毒母婴传播防治指南（2019年版）》的管见［J］. 肝脏，2020，25（2）：119−121.

④ 高洪敏. 预防接种与过敏性休克的研究进展［J］. 中国生物制品学杂志，2017，30（5）：557−560.

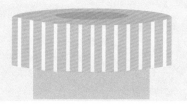

VACCINE

第3章

建档、预约、接种证、
出国接种疫苗的相关问题

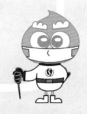

一、 宝爸宝妈如何给宝宝进行疫苗登记预约?

▶ **1. 宝宝产院出生后,在哪里接种后续疫苗?**

通常在居住地所在的社区卫生服务中心预防接种门诊接种,也可根据自身需求前往特需门诊接种。如果在产院没能接种卡介苗,可在各区指定的卡介苗接种门诊进行补种。

想要了解接种门诊的地址、开设时间和联系方式可以先关注"上海疾控"微信公众号,点击"服务信息"——"疫苗接种"——"接种门诊"进行查询,或扫描"上海疾控"微信二维码获取。

方法一:

1. 关注"上海疾控"微信公众号。

2. 点击"服务信息"——"疫苗接种"——"接种门诊"进行查询。

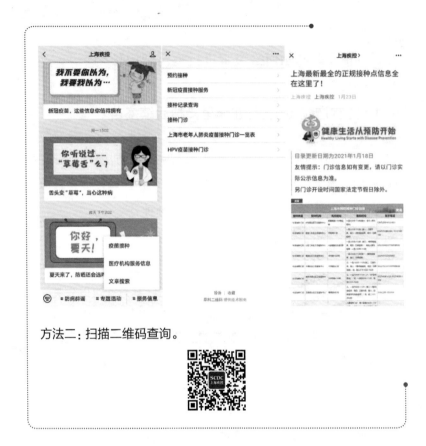

方法二：扫描二维码查询。

▶ 2. 从产院回家后接种后续疫苗前宝爸宝妈要做什么？

建立宝宝的专属疫苗接种信息档案。

宝宝满月时（也就是接种第二剂乙肝疫苗时），家长应前往居住地所在的社区卫生服务中心，按要求带好居住地的相关证明材料（户口本、居住证、居住证明等）和产科医院给的《上海预防接种证》进行信息登记。

如果是在外地出生的宝宝,也可携带当地的预防接种证,到目前的居住地所在的社区卫生服务中心接种门诊办理手续,然后就可以在上海打疫苗啦。

▶ **3. 是不是只能在建档的接种门诊接种?**

建档的接种门诊有宝宝的最详尽的接种记录,原则上不建议随意更换接种点。但如果搬家了,可以携带居住地相关证明材料和预防接种证到目前的居住地所在的接种门诊接种。

▶ **4. 怎么预约下一次接种?**

在建档的时候,接种门诊的医生就会和家长预约好下次接种疫苗的种类和接种时间。

为了尽可能避免人群聚集,减少在接种门诊的等待时间,目前上海各社区卫生服务中心均已开通线上预约通道,实现分时预约。可通过"上海疾控"微信公众号、"健康云"App或其他预约平台进行预约。

以"上海疾控"微信公众号为例,关注后点击菜单栏"服务信息"——"疫苗接种"——"预约接种"即可。

预约步骤:

(1)选择儿童预防接种档案所在区,点击添加儿童信息,填写后点击"保存"。

特别要注意的是,进行预约接种的儿童应已在预约门诊建立接种档案,如还没有建档,需前往预约门诊先完成建档或迁入既往

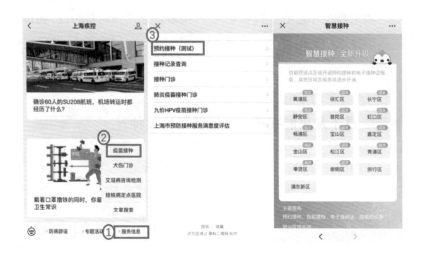

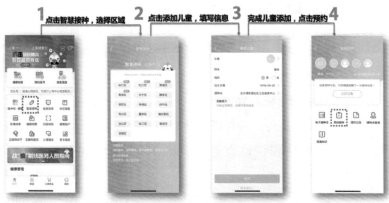

注：预约接种需您上次已在该门诊接种过（已有接种档案），如从未在该门诊接种过或已至其他门诊接种，需电话联系前往下一针接种单位建立或返回预防接种档案。

预防接种档案。

（2）儿童档案绑定。点击"预约接种"，根据提示完成儿童接种档案绑定。

儿童档案绑定有两种形式：① 输入儿童姓名和身份证号；② 输入儿童姓名和预防接种证条形码。

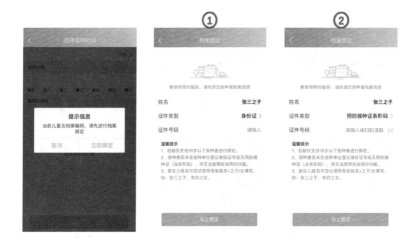

（3）预约日期和时段。实名信息审核通过后可进入已有医嘱预约的界面。选择预约的日期——选择该日期内预约的时间段——点击"选好了"，完成预约。

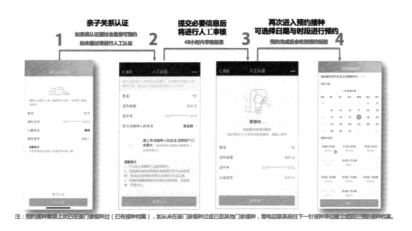

（4）取消预约。点击"预约记录"，进入预约记录界面——点击需要取消的预约记录——点击"取消预约"，选择"确定"，完成取消。取消后可进行新的预约。

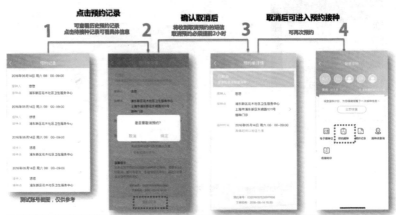

注：预约接种需您上次已在该门诊接种过（已有接种档案），如从未在该门诊接种过或已至其他门诊接种，需电话联系前往下一针接种单位建立或回迁预防接种档案。

▶ 5. 接种时间能提前或延后吗?

接种时间不能提前，有特殊情况可延后。

需要注意的是，接种程序中所规定的推荐接种年龄或月龄是指最早起始接种时间，不能提前，但也并非仅限于某一天。在某段时间范围内接种都可以产生良好的保护效果。

接种门诊医生会根据接种程序、接种间隔以及门诊开诊时间合理安排预约日期，为了使宝宝尽早得到疫苗的保护，尤其是对于首次接种的疫苗或者对于接种年龄限制较为严格的疫苗，建议在宝宝身体健康的情况下尽快安排接种。如果遇到宝宝生病的情况，可延后接种，推迟接种不会影响疫苗效果。

二、 关于接种证与接种记录的小知识

▶ 1. 预防接种证有什么用？

预防接种证是一个现在很有用、以后更有用、将来相当有用的绿本本！预防接种记录、免疫规划疫苗接种程序、疫苗可预防疾病、接种前须知、接种后注意事项……这些新手爸妈必须知道的内容都在绿本本上。而等宝宝长大了，接种证是入托入学的通行证；待小宝长成大宝，出国留学时，接种证还是办理相关手续的重要凭证。

当前使用的《上海预防接种证》整合了所有疫苗的知情同意书，确保家长在给宝宝接种前能够充分地了解疫苗可预防疾病及其疫苗受种者年龄范围、接种程序、常见不良反应、禁忌证和注意事项。同时，还增加了"预防接种常见问题解答"，多数家长困惑的问题都能在这里找到答案。

▶ 2. 预防接种证从哪里获得？

由于各地预防接种的疫苗和程序略有不同，所以不同地方的预防接种证也各不相同。

如果宝宝是在上海出生的，可在生宝宝的医院拿到绿本本；如果没有拿到也没关系，可以在满月时前往居住地所在的社区卫生服务中心办理。

如果宝宝不是在上海出生的，后续来到上海生活学习的，可以继续使用原来的预防接种证。

▶ 3. 为什么入学入托要查验预防接种证？不接种免疫规划疫苗会不会影响入托入学？

查验预防接种证是法律规定的。

在新生报名阶段，会有一个重要的程序，就是向学校提交预防接种证或"小白卡"（预防接种卡），进行查验。对入托入学儿童开展接种证查验是有法律依据的，《中华人民共和国疫苗管理法》第四十八条规定："儿童入托、入学时，托幼机构、学校应当查验预防接种证，发现未按照规定接种免疫规划疫苗的，应当向儿童居住地或者托幼机构、学校所在地承担预防接种工作的接种单位报告，并配合接种单位督促其监护人按照规定补种。疾病预防控制机构应当为托幼机构、学校查验预防接种证等提供技术指导。"

学校、幼儿园属于人群密集区域，易造成传染病的传播和流行，没有按照程序及时接种疫苗相当于让孩子在各种病毒和细菌的环境下"裸奔"，既对孩子的身体健康造成损害，还会影响孩子正常的学习生活。

但是每个孩子体质不同，有些孩子有接种禁忌证，所以有些疫苗暂未接种，如有这种情况，家长应及时与托幼机构、学校联系说明，并在符合接种条件后及时补种，这样不会影响孩子的入托入学。

▶ 4. 遗失接种证怎么办？

受种者应该永久保存预防接种证，以备今后查询、使用。如果丢失接种证，尽快联系最后一次接种疫苗的接种门诊询问补办事项。

上海市于2010年启动免疫规划信息系统建设,2011年在全市范围内投入使用。因此,2010年及以后出生的儿童如果接种证不慎丢失,家长可携带相关证件(户口本、儿童出生证明、家长身份证等),前往最后一次接种疫苗的接种门诊,由门诊医生根据信息系统中的电子档案为孩子补办接种证。2010年以前出生的儿童在信息系统内的接种记录可能不全,建议向学校查找学生档案内是否有预防接种卡(俗称"小白卡"),凭小白卡也可在上海国际旅行卫生保健中心办理接种证明。现在也可通过上海疾控、上海发布、健康云查询到自己和家人的疫苗接种记录。

▶ 5. 入托入学前发现疫苗没打全怎么办?

尽快预约补种。

找出预防接种证,根据疫苗接种程序表和接种记录查看是否漏种疫苗。如果不确定是否漏种,可以持预防接种证到居住地所在的社区接种门诊咨询接种医生。

如有漏种,可关注"上海疾控"微信公众号进行线上预约,或通过"健康云"App的"智慧接种"服务进行线上预约,凭预防接种证到社区卫生服务中心接种门诊进行补种。具体的预约操作方法可参照第三章第一节相关内容。从以往的经验来看,新入学儿童特别可能漏种以下几种免疫规划疫苗(免费),请家长务必重点关注:

幼儿园小班儿童(3岁):A+C群脑膜炎球菌多糖疫苗(简称"AC群流脑疫苗")。

幼儿园中班儿童(4岁):脊髓灰质炎疫苗(简称"脊灰疫

苗"）、水痘疫苗。

小学新生（6岁）：白喉—破伤风联合疫苗（简称"白破疫苗"）、AC群流脑疫苗、麻疹—流行性腮腺炎—风疹联合疫苗（简称"麻腮风疫苗"）。

▶ 6. 国外接种疫苗，国内认吗？

承认的。

但是需要根据上海的免疫规划疫苗接种程序补种相关疫苗。携带好孩子的相关证件、国外接种记录（如涉及国内没有的疫苗产品，应尽可能提供相应的疫苗说明书或商品名）及其中文翻译材料前往居住地所在的社区卫生服务中心咨询，接种医生会根据您孩子的既往接种史、上海的免疫程序、疾病流行情况等实际情况，判断是否需要补种疫苗并安排后续补种。

▶ 7. 学校反馈查不到孩子的接种信息怎么办？

从2017年开始，上海通过上海免疫规划信息系统开展预防接种查验。如果学校在查验过程中未查到学生的电子信息档案，可能有以下原因：

① 外地来沪学生，系统内尚未登记；

② 用于查询的基本信息（如姓名、出生日期、证件号等）与系统信息不匹配。

如发生查不到信息档案的问题，请根据学校通知到社区卫生服务中心接种门诊核实后，补登记或更新信息。外省市来沪就读的新生，如果从未在上海接种过疫苗，可持预防接种证到居住地或学校所在的社区卫生服务中心接种门诊进行接种档案登记并领取预防接种卡。

 孩子准备出国留学，家长需要做好哪些与疫苗接种相关的准备？

▶ 1. 出国留学/旅行需要补种什么疫苗？

出国前的疫苗接种分两种情况：

一是必须接种的疫苗。即依据《国际卫生条例》或者一些国家的规定，对于旅行者前往某些烈性传染病的疫区要求进行预防接种，并应持有效的国际预防接种证明。这类疫苗有黄热病疫苗（必须接种）和霍乱疫苗等。

黄热病主要在32个非洲国家和12个拉丁美洲国家呈地方性流行，目前仍无有效治疗手段。根据《国际卫生条例》，黄热病是国际关注的严重的公共卫生疾病，要求所有前往和离开黄热病疫区的旅行者，必须持有黄热病疫苗接种证明。WHO国际旅行与健康网站会定期更新发布要求黄热病疫苗接种记录的国家名单[①]。前往黄热病流行地区旅行前，应在出发前10天以上接种1剂黄热病疫苗，不同目的地国家规定的最早接种年龄有所不同（9月龄～1岁）。

据WHO报道，霍乱常在南亚、东南亚和非洲呈地方性流行，目前每年全球仍有300万～500万病例，并有10万～20万人因此死亡。对于到卫生条件较差地区、霍乱地方性流行和受流行感染威胁地区的旅行者,建议接种霍乱疫苗。

如需接种上述两种疫苗,均可前往上海国际旅行卫生保健中心,地址:上海长宁区金浜路15号,咨询电话:021-62688851。

二是推荐接种的疫苗。根据不同国家和地区的传染病流行情况,各地政府卫生部门有不同的预防接种建议,通常包括麻腮风、甲型肝炎、乙型肝炎、流行性脑脊髓膜炎、伤寒、乙型脑炎、白喉、破伤风、狂犬病、脊髓灰质炎等疫苗。

具体需补种的疫苗,要根据留学/旅行目的地的传染病疫情情况而定,可提前咨询上海国际旅行卫生保健中心。除了上面提到的这些疫苗外,流感、新冠等疫苗也可能因为国外疫情的严重而选择接种。

对于出于留学、工作等目的需要长期在国外停留的情况,目的地国家/学校可能会要求接种更多需要的疫苗才能顺利入境/入学。因此,建议在出国前提前了解相关国家/学校对于预防接种的要求,提前做好准备,以免耽误行程。

▶ 2. 具体补种的流程是什么?

在补种前,应先确认接种记录是否齐全,并在此基础上决定是否补种。若接种证丢失且无法找回接种记录(在上海,2010年及后出生的孩子的接种记录已经可以在信息系统中找回),或疫苗接种剂次不全的,可以前往上海国际旅行卫生保健中心或居住地所在的社区卫生服务中心接种门诊进行补种。具体可补种的疫苗种类请咨询相关接种门诊。

新冠肺炎疫苗可通过线上预约,前往上海指定的接种门诊接种;麻腮风疫苗可在社区卫生服务中心接种;黄热病疫苗、伤寒疫苗可在上海国际旅行卫生保健中心接种。目前国内无登革热疫苗,如需在疫区长时间停留的,可待抵达后到当地的疫苗接种门诊进行接种。

▶ 3. 出国留学怎么办理接种证明?

首先要说明的是,预防接种证(绿本本)就是最原始、最直接的接种证明。

如果对方国家没有格式要求,可对照预防接种证的英文,自行翻译;需要国际通用版接种证明的,可以在上海国际旅行卫生保健中心官方网站预约,并携带预防接种证等材料进行办理。

具体需要准备什么材料? 怎么办理? 可扫描二维码看详细介绍。

《孩子要出国留学,接种证明怎么开?》

注 释

① https://who.maps.arcgis.com/apps/MapSeries/index.html?appid=ad0ff71c
dd1b4c139cfad91daca886fb.

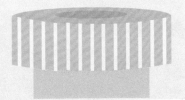

VACCINE

第**4**章

特殊健康状况儿童的
接种建议

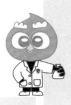

每个宝宝的身体状况不一样,即使是健康的宝宝,在成长过程中健康状况也会有所波动,我们把这种情况下的宝宝统称为特殊健康状况儿童。

比较多见的儿童特殊健康状况约有26种,包括早产、支气管哮喘、原发性免疫缺陷病、食物过敏、先天性心脏病、湿疹、热性惊厥、癫痫、脑性瘫痪、颅内出血、婴儿黄疸、感染性疾病、肛周脓肿、IgA血管炎、自身免疫性疾病、肾脏疾病、白血病化疗、儿童贫血、使用免疫抑制剂、使用静脉注射免疫球蛋白、遗传代谢病、儿童肝病、异体造血干细胞移植、实体器官移植、婴儿巨细胞病毒感染、常见染色体病。

特殊健康状况儿童不在少数,据国家卫生健康委员会妇幼司统计,我国早产儿发生率为7%,每年有120万例早产儿。儿童哮喘发病率为3.3%左右,近10年发病例数增长3倍。儿童食物过敏发生率明显高于成年人,重庆、珠海、杭州3个城市的0～两岁儿童食物过敏检出率为5.6%～7.3%,牛奶、鸡蛋、花生、坚果、甲壳类、贝类、鱼、小麦和大豆是最常见的致敏食物。

一、特殊健康状态儿童可以接种疫苗吗?

视病情情况而定,多数情况下是可以接种疫苗的。

这部分宝宝多为疫苗可预防疾病的易感人群,一旦发病又加上自身原有疾病,造成感染后病情更重、病程更长,发生长期健康损害的可能性更大。如果在健康状况允许的情况下及时接种,就可以减少患病风险。

二、 早产儿和（或）低出生体重儿的疫苗接种

医学评估稳定并且处于持续恢复状态，即无需持续治疗，可按照出生后实际月龄接种疫苗。

早产儿指胎龄小于37周，低出生体重儿指出生体重低于2 500 g。研究证明多数情况下早产儿和足月儿的免疫反应没有明显差异，虽然胎龄、出生体重、临床状况及治疗可能影响早产儿接种疫苗后抗体的产生，但在大多数情况下疫苗可以引起保护性的免疫反应。此外，与足月儿相比，早产儿接种疫苗后不良事件的发生率并不会增加。

三、 过敏性疾病患儿的疫苗接种

所谓"过敏性体质"不是疫苗接种的禁忌证。

只有对已知疫苗成分严重过敏或既往因接种疫苗发生喉头水肿、过敏性休克及其他全身性严重过敏反应的，才不能继续接种同种疫苗。

国际上普遍认为，过敏儿童接种疫苗是安全的。如美国疾控中心发布的过敏儿童疫苗接种指南中就提到，接种疫苗不会引起过敏性疾病的加重，过敏儿童应和非过敏体质儿童一样接种疫苗；如果过敏儿童正处于急性发作期，应暂缓接种疫苗，必须等到其状况稳定或恢复期再行接种。

四、 免疫功能异常患儿的疫苗接种

除HIV感染者外的有其他免疫缺陷或正在接受全身免疫抑制

治疗者,可以接种灭活疫苗,原则上不予接种减毒活疫苗。

新生儿如果持续存在免疫功能低下,可能与原发性免疫缺陷病(primary immunodeficiency disease, PID)有关,它是由遗传因素或先天性免疫系统发育不良导致免疫系统功能障碍的一组综合征,可累及固有免疫和(或)适应性免疫。常见的临床表现包括反复、严重感染,特殊病原微生物感染等,或者表现为自身免疫(炎症)性疾病,严重过敏症状及肿瘤等。根据国际免疫学会的最新分类,PID分为九大类,目前已发现三百余种PID,最常见的是以抗体缺陷为主的免疫缺陷病和联合免疫缺陷病。PID患者原则上可接种灭活疫苗,与免疫功能正常者通常具有相同的安全性,但是PID患者的免疫保护的强度和持久性会降低。PID患儿是否可接种活疫苗,需根据不同的PID种类来决定。

五、　肝病患儿的疫苗接种

病情稳定的肝病患儿可以接种国家免疫规划疫苗。

肝病指不同病因引起的肝脏形态结构的破坏和肝功能的异常,常见的有病毒性肝炎、自身免疫性肝炎、遗传代谢性肝病、胆汁淤积性肝病等。国际上未将肝脏疾病列为接种疫苗禁忌,美国儿科协会(American academy of pediatrics, AAP)明确提出,包括肝脏疾病在内的慢性病儿童在疾病临床稳定状态下应按计划接种疫苗。

在《特殊健康状态儿童预防接种专家共识之二十二——儿童肝病与预防接种》中,专家们对于肝病患儿的疫苗接种建议是慢性肝病轻中度肝功能异常、胆红素升高患者可以接种各类疫苗。

肝硬化患者可以接种灭活疫苗。只有急性肝功能异常、肝病有出血倾向或肝功能衰竭患者暂缓接种各类疫苗。对于肝硬化患儿，千万不能接种减毒活疫苗。

六、先天性心脏病患儿的疫苗接种

先天性心脏病（简称先心病）不是疫苗接种的禁忌证。

先心病不同于有炎症和免疫介导的心肌炎或心肌病，在心脏功能正常时，心肌细胞的代谢也是正常的。但由于心脏形态和结构的异常，比健康儿童更容易受到感染，而且感染后易引起肺炎、脑炎等，还可能由于感染造成心功能改变，使心脏负担增大，影响日后手术治疗。所以接种疫苗对于先心病患儿来说不仅重要，也是必要的。接种疫苗不会使心脏畸形进一步发展，也不会影响正常心功能和心肌细胞的代谢。

虽然先心病不是疫苗接种禁忌，但以下情况应考虑暂缓疫苗接种：

（1）伴有心功能不全、严重肺动脉高压等并发症的先心病患儿；

（2）复杂发绀（紫绀）型先心病患儿，需要多次住院手术者；

（3）需要专科评估的其他情形，如有免疫缺陷、感染、严重营养不良、免疫抑制剂使用等的先心病患儿。

七、唐氏综合征患儿的疫苗接种

唐氏综合征不是疫苗接种的禁忌，可按常规免疫程序接种各类疫苗。

唐氏综合征又称为21—三体综合征,是一种先天性染色体疾病。60%的患儿在胎内早期即流产,活产婴儿中发生率为1/(600~800)。该疾病患儿可有特殊面容、生长发育障碍和多发畸形,有明显学习、语言、智能障碍和行为障碍。

八、 先天性感染新生儿的疫苗接种

在病情稳定的情况下,可正常接种国家常规推荐的疫苗。

新生儿有3%~8%受到母源性细菌、病毒及原虫的感染。据估计,全国每年有70万~160万新生儿受到先天性感染。先天感染不影响机体免疫功能,包括梅毒、巨细胞病毒和风疹病毒在内的感染均不作为疫苗接种禁忌,在病情稳定时,可正常接种国家常规推荐的疫苗。

九、 想了解更多疾病患儿能否接种疫苗,可以去哪里查找资料?

2021年2月,国家卫建委下发了《国家免疫规划疫苗儿童免疫程序及说明(2021年版)》,在2016年版的基础上增加了单独的一个部分"第三部分 常见特殊健康状态儿童接种"。其中规定,早产儿与低出生体重儿、过敏、人类免疫缺陷病毒(HIV)感染母亲所生儿童、免疫功能异常、生理性和母乳性黄疸、单纯性热性惊厥史、癫痫控制处于稳定期、病情稳定的脑疾病、肝脏疾病,常见先天性疾病(先天性甲状腺功能减低、苯丙酮尿症、唐氏综合征、先天性心脏病)和先天性感染(梅毒、巨细胞病毒和风疹病毒)不是接种疫苗的禁忌证。对于其他特殊健康状况儿童,如无明确证据表明接种疫苗存在安全风险,原则上可按照免疫程序进行疫苗接种。

《国家免疫规划疫苗儿童免疫程序及说明(2021年版)》可在国家卫健委疾病预防控制局网站上下载。请扫描二维码链接。

《国家免疫规划疫苗儿童免疫程序及说明(2021年版)》

这是我国从全国性接种政策上,第一次明确将多种疾病类型划定为非疫苗接种禁忌证。当然,疫苗接种禁忌与缓种是两个概念,虽然国家的文件中说了非禁忌证,但能否当前接种还得结合临床的症状与体征,特别是个体的总的健康状态看。对于门诊难以判定的疑难病例或病情复杂的,还需要进行专门的医学评估。

从2018年起,上海、苏州、杭州三地的公共卫生专家与临床专家一起,针对26种特殊健康状态共同撰写疫苗接种系列共识,发表在《中国实用儿科杂志》上。

部分内容也通过"上海疾控"微信公众号发布,具体内容请扫描右侧二维码。

《特殊人群接种》

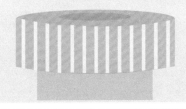

VACCINE

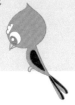

附录

新型冠状病毒疫苗*

* 截至2021年12月

新型冠状病毒肺炎(新冠肺炎, COVID-19)为新发急性呼吸道传染病,其传播目前已成为全球性重大的公共卫生事件。

一、新型冠状病毒是什么?

新型冠状病毒(SARS-CoV-2,简称新冠病毒)属于 β 属的冠状病毒,有包膜,颗粒呈圆形或椭圆形,直径为 60～140 nm。它由 5 个部分组成:核蛋白(N)、病毒包膜(E)、基质蛋白(M)和刺突蛋白(S)4 种结构蛋白及 RNA 依赖性的 RNA 聚合酶(RdRp)。核蛋白(N)包裹 RNA 基因组构成核衣壳,外面围绕着病毒包膜(E),病毒包膜包埋有基质蛋白(M)和刺突蛋白(S)等蛋白。病毒通过刺突蛋白结合细胞上的血管紧张素转化酶 2(ACE-2)从而进入细胞,人体免疫系统也通过刺突蛋白来识别病毒的入侵,腺病毒载体疫苗和重组亚单位疫苗就是利用刺突蛋白来生产的。RNA则是病毒能复制自己的遗传物质,核酸疫苗利用的就是它。

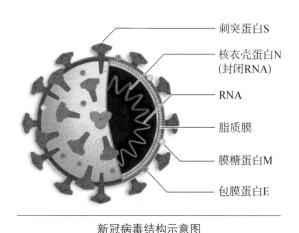

刺突蛋白 S
核衣壳蛋白 N
(封闭 RNA)
RNA
脂质膜
膜糖蛋白 M
包膜蛋白 E

新冠病毒结构示意图

　　新冠病毒在流行过程中的基因组不断发生变异,目前研究提示部分变异病毒传播力增高,但其潜在致病力和对疫苗效果的影响有待进一步研究。

二、 新冠病毒如何传播?

　　(1)传染源:患者和无症状感染者是新冠病毒的主要传染源,患者在尚未发病的潜伏期就有传染性。

　　(2)传播途径:呼吸道飞沫和密切接触是最主要的传播途径,包括和患者、无症状感染者、被病毒污染物品的接触。也可通过气溶胶传播,在相对封闭的环境中长时间暴露于高浓度气溶胶情况下存在感染的可能。由于在粪便、尿液中可分离到新冠病毒,应注意其对环境污染造成接触传播或气溶胶传播的可能。

　　(3)易感人群:所有人群普遍易感。

三、 新冠病毒如何预防?

　　新冠病毒不可怕,自我防护不可少。

　　切问防毒有何招,公民防疫11条。

　　(1)勤洗手。手脏后,要洗手;做饭前,餐饮前,便前,护理老人、儿童和病人前,触摸口鼻和眼睛前,要洗手或手消毒;外出返家后,护理病人后,咳嗽或打喷嚏后,做清洁后,清理垃圾后,便后,接触快递后,接触电梯按钮、门把手等公共设施后,要洗手或手消毒。

　　(2)科学戴口罩。有发热咳嗽等症状时,就医时,乘电梯时,乘坐公共交通工具时,进入人员密集的公共场所时,要戴口罩。

（3）注意咳嗽礼仪。咳嗽打喷嚏时，用纸巾或手帕捂住口鼻，注意纸巾不要乱丢。无纸巾时，可用手肘内侧衣袖代替。

（4）少聚集。疫情期间，少聚餐聚会，少走亲访友，简化喜宴丧事，非必要不到人群密集的场所。

（5）文明用餐。不混用餐具，夹菜用公筷，敬酒不闹酒，尽量分餐食；食堂就餐时，尽量自备餐具。

（6）遵守1米线。排队、付款、交谈、运动、参观时，要保持1米以上社交距离。

（7）常通风。家庭人多时，房间有异味、油烟时，有病人时，访客离开后，多开窗通风。

（8）做好清洁消毒。日常保持房间整洁，处理冷冻食品的炊具和台面，病人及访客使用的物品和餐饮具，要及时做好消毒。

（9）保持厕所卫生。勤清洁厕所，马桶冲水前盖好盖，经常开窗或开启排气扇，保持地漏存水弯有水。

（10）养成健康生活方式。加强身体锻炼，坚持作息规律，保证睡眠充足，保持心态健康；健康饮食，戒烟限酒；有症状时，及时就医。

（11）疫苗接种。响应国家新冠病毒疫苗接种政策，积极配合疫苗接种，保护个人健康。

新冠病毒疫苗接种是阻断病毒传播的有力保证，是控制新冠疫情的重要手段。

想了解更多内容，可以扫码获取防控新冠肺炎系列文章。

《防控新冠肺炎系列文章》

四、新冠病毒疫苗研发和上市进展如何？

目前，主要有5条技术路线的新冠病毒疫苗已上市使用或处于研发阶段。

▶ 1. 灭活疫苗

加热新冠病毒或加入化学制剂让病毒死亡，让它没有致病性，制成疫苗接种到人体内之后不会造成感染。同时，这些完整的"尸体"就是病毒本来的样貌，能刺激人体产生免疫反应，使免疫系统记住病毒的模样，下次一旦有活病毒入侵，免疫系统马上就会进入战斗状态。但是"尸体"和病毒本身相比毕竟差了那么口气，免疫系统需要高强度或多次训练才能迅速反应，所以灭活疫苗通常需要通过增加剂量或接种次数来达到一定的效果。我们常用的灭活疫苗，比如百白破疫苗、狂犬疫苗等都不是打一针就完事儿的。

▶ 2. 腺病毒载体疫苗

腺病毒载体疫苗是把腺病毒里面负责复制的基因剔除掉，把新冠病毒S蛋白的基因提取出来放进腺病毒里，这种疫苗的外壳仍然是载体病毒的正常外壳蛋白，但里面的基因含有编码新冠病毒S蛋白的基因。当腺病毒载体疫苗接种到人体内，S蛋白基因就会释放到人体细胞中合成S蛋白，并激发一系列免疫反应。

▶ 3. 重组亚单位疫苗

采用基因工程的方法,复制生产大量新冠病毒的S蛋白,加入佐剂与之混合后生产的疫苗叫做重组亚单位疫苗。单独使用S蛋白时激发的免疫效果往往不佳,因此通常会加入可以加强反应的佐剂,若将抗原和产生的免疫反应分别比喻成是柴和小火苗,那么佐剂可以理解为浇在柴上的油,即抗原在佐剂的帮助之下引起机体强而有效的免疫反应。有代表性的亚单位疫苗有宫颈癌疫苗、带状疱疹疫苗等,其中重组带状疱疹疫苗以水痘—带状疱疹病毒颗粒表面的糖蛋白E为抗原,配合创新佐剂系统在机体内诱导出高效、持久的免疫应答。

▶ 4. 核酸疫苗

核酸疫苗是继全病毒疫苗、重组亚单位疫苗之后的第三代疫苗,是一种全新技术的疫苗。在新冠肺炎疫情之前,尚无用于人体的核酸疫苗获批上市。核酸疫苗包括DNA疫苗和RNA疫苗,是指将含有编码病毒蛋白基因序列的载体,经过一定的方法递送入体内,以人体作为一个病毒蛋白的加工厂,依靠人体细胞表达病毒抗原蛋白,进而激活免疫系统。

▶ 5. 其他类疫苗

除上述4类疫苗之外,还有包括病毒样颗粒疫苗和减毒活疫苗等多种疫苗正处于研发中。病毒颗粒样疫苗是将病毒S蛋白组装成与病毒结构相似的蛋白外壳,但由于其内部不含有病毒核酸,因此不具备复制能力和致病力。另一种减毒活疫苗,是将大量的病毒通过传代技术使其逐渐丧失致病力,但仍保留复制能力和免疫原性,如目前已在临床上使用的有卡介苗、水痘减毒活疫苗、麻疹减毒活疫苗等。

五、新冠病毒疫苗常见问答

▶ 1. 目前,上海有哪些新冠病毒疫苗可以接种,需要付费吗?

现有5种新冠病毒疫苗可以接种,都是免费的。

目前上海提供3种工艺的新冠病毒疫苗,包括灭活疫苗、腺病毒载体疫苗、重组亚单位疫苗,未来可能会有更多的新冠病毒疫苗可以选择。

▶ 2. 选择接种哪种新冠病毒疫苗好?

都很好。

不同技术路线的新冠病毒疫苗各有特色,无论采用什么样的技术路线,最重要的是结合抗原本身的特性、病原体本身的特性,采用适合的工艺研制出安全有效、质量可控的疫苗,这是疫苗成功的关键标准。目前国内上市的新冠病毒疫苗都是经过药监部门审查批准的,可以放心接种。

▶ **3. 在上海，可以使用的新冠病毒疫苗适合哪些年龄段人群接种？**

不同疫苗的接种人群不一样。

目前，新冠病毒疫苗接种对象为3岁及以上人群，未来可能会扩展到更多的年龄段人群。

▶ **4. 新冠病毒疫苗需要预约接种吗？怎么预约？**

需要预约。

预约方法有3种：① 关注"上海发布""上海疾控"微信公众号或下载"健康云"App，在疫苗接种栏目中，进行新冠疫苗的预约接种，未成年人、成年居民以及出国（境）工作、学习人员都可进行预约；② 对于没有智能手机的居民，可携带身份证到所在街道的健康驿站自助打印接种条码，并就近就便选择指定接种点自行接种；③ 此外，也可以直接去新冠疫苗接种点登记接种。

▶ **5. 接种新冠病毒疫苗前，需要做哪些准备工作？**

主要做好3件事。

① 提前了解新冠病毒疫苗的接种禁忌证等相关知识；② 提前预约；③ 准备好接种相关材料，如身份证、知情同意书，接种当天戴好口罩。

▶ 6. 空腹能不能接种新冠病毒疫苗?

不能。

接种当天千万不要空腹,如果安排在早上接种,一定先吃了早饭再接种,以免接种的时候发生低血糖,导致晕针。

▶ 7. 接种新冠病毒疫苗,需要有人陪同吗?

未成年人、70岁及以上老人必须有人陪同。

未成年人接种时须家长(监护人)陪同,若家长无法陪同可填写委托书委托亲属等其他成年人陪同。老人须由家属或社区志愿者陪同。

▶ 8. 不同的新冠病毒疫苗可以"混合接种"吗?

建议用同一疫苗产品全程接种。

现阶段,根据国家新冠病毒疫苗接种技术指南,在疫苗供应不足、受种者异地接种等特殊情况下,无法使用同一个疫苗产品完成接种时,可采用相同种类的其他生产企业的疫苗产品完成接种。上海目前都有充足备货,保证使用同一疫苗产品完成全程的接种。

▶ 9. 接种新冠病毒疫苗后,有哪些注意事项?

建议接种当天要多喝水,注意健康清淡饮食,少吃容易诱发过敏的海鲜等食物。

只要接种部位没有出血就可以洗澡,尤其夏季大热的天,一身臭汗太难受了。也可以运动,但还是要注意多休息,建议一周内不进行剧烈运动,避免过于劳累。

如果平时就有吃辣椒的饮食习惯,那么正常饮食即可。如果平时不太能吃辣,那么也没必要非在这个时候吃。

酒精毕竟属于刺激性的食物,以防对疫苗效果产生不良影响,最好的做法是在一段时间内禁止饮酒,尤其是对酒精敏感的人,更不能喝,以免诱发酒精过敏症状,导致加重疫苗的不良反应或使疫苗失去效用。

▶ 10. 新冠病毒疫苗接种后,出现接种部位红肿、硬结、疼痛怎么办?

不需要特殊处理。

这是接种后的正常反应,能自行恢复。如果硬结较大可以对症处理,详细方法参考第2章相关内容。

▶ 11. 新冠病毒疫苗接种后,发热了怎么办?

不同情况不同处置。

如果接种疫苗后出现单纯发热而无其他症状,且体温在38.5℃以下时,一般不需要采取任何处理,多喝水、适当休息、注意保暖,防止继发其他疾病。热度较高时,可适当服用退热药,或采用物理降温。

如果出现热度持续不退或发热之外的其他症状，应及时就医，在医生指导下进行治疗，以免延误病情。

▶ 12. 接种新冠病毒疫苗后，出现了皮疹怎么办？

视情况而定。

接种新冠病毒疫苗后出现的皮疹一般为一过性，1～2天可自行缓解，如果皮疹加重，建议及时就医、对症处理。

▶ 13. 接种新冠病毒疫苗后，需要检测抗体吗？

不推荐。

接种疫苗后绝大多数人能产生抗体，97%以上能产生中和抗体。普通机构只能检测IgG、IgM，无法检测中和抗体。

▶ 14. 最近接种过其他疫苗，可以接种新冠病毒疫苗吗？

现阶段需要间隔14天以上，特殊情况可以不考虑时间间隔。

接种新冠病毒疫苗前，如已接种过其他疫苗，如狂犬病疫苗、HPV疫苗、带状疱疹疫苗、流感疫苗，建议间隔14天以上再接种新冠病毒疫苗。

但如需紧急接种的狂犬病疫苗、破伤风疫苗或注射免疫球蛋白等，不考虑该时间间隔。

其他疫苗两剂之间接种间隔足够长，可以在两剂之间接种新冠病毒疫苗。

▶ **15. 18岁以下人群,接种新冠病毒疫苗安全吗?**

目前,经过审评论证,充分证明在3～17岁人群中使用是安全的。

更多关于未成年人接种新冠疫苗的问题,请扫描二维码观看视频。

《学生党打的疫苗有啥不一样?在哪打?》

▶ **16. 因为疾病正在发热,可以接种吗?**

不可以。

任何原因(如感冒、局部炎症、肿瘤、风湿性免疫疾病等)引起的发热(腋下体温≥37.3℃),均应暂缓接种新冠病毒疫苗。

▶ **17. 有腹泻/胃肠道症状者可以接种吗?**

看情况。

单纯腹泻每日不超过3次情况下可以接种新冠病毒疫苗。若腹泻伴有如喷射性呕吐等其他症状时,应暂缓接种新冠病毒疫苗。

▶ **18. 因以往和现有疾病导致的免疫功能低下的人群,可以接种吗?**

要看病人情况和疫苗种类。

恶性肿瘤、肾病综合征、艾滋病患者等免疫功能受损人群是感染新冠病毒后引起重症和死亡的高风险人群。该类人群及人类免疫缺陷病毒(HIV)感染者接种后的免疫反应和保护效果可能会降低。对于免疫功能受损人群,如病情控制稳定,可接种灭活疫苗和重组亚单位疫苗;对于腺病毒载体疫苗,虽然所用载体病毒为复制缺陷型,但既往无同类型疫苗使用的安全性数据,建议个人权衡获益大于风险后接种。

▶ **19. 患有慢性基础性疾病人群,可以接种吗?**

要看病人情况。

慢性病人群为感染新冠病毒后的重症、死亡高风险人群。健康状况稳定,药物控制良好的慢性病人群不作为新冠病毒疫苗接种的禁忌人群,建议接种新冠病毒疫苗。处于疾病稳定期的患者,接种疫苗前后,仍应按医嘱用药,包括高血压患者、糖尿病患者、心脏病患者、甲减患者使用的常规药物。

▶ **20. 过敏性体质可以接种吗?**

要看是对什么过敏。

药物过敏、食物过敏,以及特殊物质过敏,如青霉素过敏、头孢过敏、花粉过敏、鸡蛋过敏等,均不影响接种新冠病毒疫苗。

当存在对疫苗成分或者辅料过敏时,不可以接种。

处在严重过敏性鼻炎急性期,急性慢性湿疹或荨麻疹体征明显者,应暂缓接种。

▶ 21. 女性月经期间可以接种吗?

可以。

处于经期的女性,如果接种当天没有明显的不适症状,可以接种新冠病毒疫苗;如果接种当天痛经等不适感较强烈,建议暂缓接种。

▶ 22. 正在备孕,可以接种吗?

可以。

接种疫苗后,建议女性3个月后可以怀孕,男性不存在因备孕不能接种新冠病毒疫苗的问题。

▶ 23. 接种后发现自己怀孕了该怎么办?

孕期内接种疫苗后,不需要采取终止妊娠的措施,建议做好孕期检查和随访。若未完成全程接种,建议在生完宝宝之后再完成后续剂次。

▶ 24. 哺乳期女性可以接种吗？

虽然目前尚无哺乳期女性接种新冠病毒疫苗对哺乳婴幼儿有影响的临床研究数据，但基于对疫苗安全性的理解，建议对新冠病毒感染高风险的哺乳期女性（如医务人员等）接种疫苗。考虑到母乳喂养对婴幼儿营养和健康的重要性，参考国际上通行做法，哺乳期女性接种新冠病毒疫苗后，建议继续母乳喂养。

想了解更多内容，可以扫码获取新冠疫苗系列文章。

《新冠疫苗系列文章》